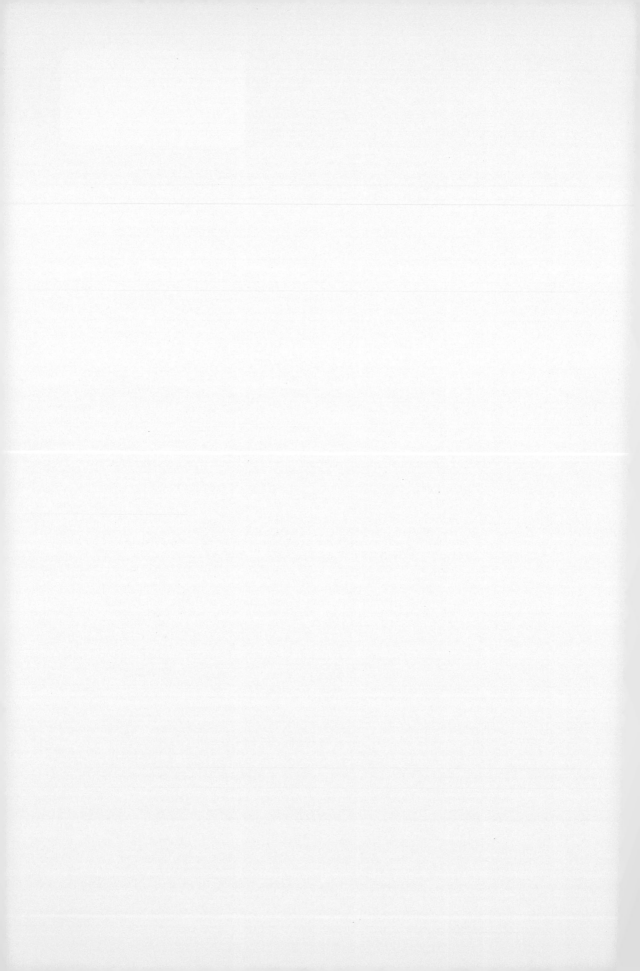

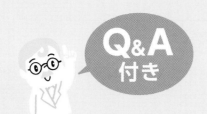

Q&A 付き

みんなで学ぶ パーキンソン病

患者さんとともに歩む診療をめざして

改訂第2版

著

柏原 健一　　武田 篤　　前田 哲也　　波田野 琢
Kenichi Kashihara　Atsushi Takeda　Tetsuya Maeda　Taku Hatano

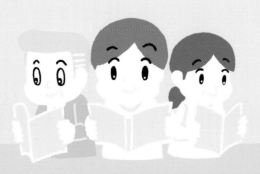

南江堂

執　筆

柏原　健一　　かしはら　けんいち　　岡山脳神経内科クリニック院長

武田　篤　　たけだ　あつし　　国立病院機構仙台西多賀病院院長

前田　哲也　　まえだ　てつや　　岩手医科大学医学部内科学講座脳神経内科・老年科分野

波田野　琢　　はたの　たく　　順天堂大学大学院医学研究科神経学講座

　パーキンソン病はアルツハイマー病に次いで頻度の高い神経変性疾患です．手がふるえたり，動きが遅く小さくなり，転びやすくなる運動の病気と考えられてきました．近年，さまざまな治療法の開発により症状が改善し，患者さんの寿命は一般人口のそれと変わらないくらいになりました．一方で病気とともに生活する期間が長くなった結果，すくみ，転倒，嚥下障害，発声障害，腰曲がりなど，薬が効きにくい運動障害への対策も重要視されるようになりました．また，物忘れ，うつ，幻覚，不眠，腰痛，流涎，便秘，頻尿，むくみ，肺炎，骨折など，運動以外のさまざまな身体，精神の症状や合併症が増え，その対策にも配慮が必要です．いまや，パーキンソン病は全身病です．症状の組み合わせは患者さんごとに異なり，治療も教科書どおりにはうまく反応しないことがしばしばです．

　幸い，パーキンソン病の知識は日々新しくなり，治療法，治療薬の選択肢も拡がっています．情報もインターネット，書籍，講演会などで手軽に得ることができるようになりました．問題は，一人ひとりの患者さんにとって本当はどの知識が重要で必要なのかという理解がついていかないことです．知るほどにかえって不安になるとの声も耳にします．患者さんに対応する医療・介護関係者にとっても状況は同じです．患者さんがより豊かな人生を楽しんでいくためには，患者さん本人の「やる気，前向き志向」と，それを支え合うみんなのチームワークが不可欠です．そして患者さんのみならず，ご家族，それを支える全員がパーキンソン病の正しい全体像を把握しておくことが大切です．暗闇を手探りで歩くよりも，明るい太陽の下で生活するほうが安全で彩り豊かですね．

　私どもは，パーキンソン病患者さんの診療に日々かかわっています．この病気の知識普及に向けて勉強会を開く仲間でもあります．よりよい理解を得られる方法を話し合う中で，最新の情報をまとめ，患者さんとその生活を支えるみんなに知識を伝えられる本を作ろうとの案が出されたのが，本書のきっかけです．その後，南江堂スタッフの励ましを得て一定の形となり，"みんなで学ぶ本"とし 2013 年，世に送り出すことができました．しかし，初版から時が流れ利用できるパーキンソン病治療薬が増えました．新しい知見も加わり，2018 年 5 月には日本神経学会から新しいガイドラインである「パーキンソン病診療ガイドライン 2018」が出版されました．この度，これら新しい知見や新ガイドラインの方針を加味し，本書を改訂いたしました．

　本書では，パーキンソン病の全体像を症状，治療を中心に最新知識を交えて解説し，専門家でなくとも理解できるよう工夫しました．家庭，介護，臨床の現場で役立てられるよう，病気の知識のみならず利用可能な社会資源や信頼できる情報源についても記載しています．本書が患者さん，ご家族，それを支える医療・介護関係者"みんな"の正しい理解と生き生きとした生活，明日への希望につながれば幸いです．

2020 年 5 月

著者を代表して

柏原　健一

　パーキンソン病はアルツハイマー病に次いで頻度の高い神経変性疾患です．手がふるえたり，動きが遅く小さくなり，転びやすくなる運動の病気と考えられてきました．近年，さまざまな治療法の開発により症状が改善し，患者さんの寿命は一般人口のそれと変わらないくらいになりました．一方で病気とともに生活する期間が長くなった結果，すくみ，転倒，嚥下障害，腰曲がりなど，薬が効きにくい運動障害への対策も重要視されるようになりました．また，物忘れ，うつ，幻覚，不眠，腰痛，流涎，便秘，頻尿，むくみ，肺炎，骨折など，運動以外のさまざまな身体，精神の症状や合併症が増え，その対策にも配慮が必要です．いまや，パーキンソン病は全身病です．症状の組み合わせは患者さんごとに異なり，治療も教科書どおりにはうまく反応しないことがしばしばです．

　幸い，パーキンソン病の知識は日々新しくなり，治療法，治療薬の選択肢も拡がっています．情報もインターネット，書籍，講演会などで手軽に得ることができるようになりました．問題は，一人ひとりの患者さんにとって本当はどの知識が重要で必要なのかという理解がついていかないことです．知るほどにかえって不安になるとの声も耳にします．患者さんに対応する医療・介護関係者にとっても状況は同じです．患者さんがより豊かな人生を楽しんでいくためには，患者さん本人の「やる気，前向き志向」と，それを支え合うみんなのチームワークが不可欠です．そして患者さんのみならず，ご家族，それを支える全員がパーキンソン病の正しい全体像を把握しておくことが大切です．暗闇を手探りで歩くよりも，明るい太陽の下で生活するほうが安全で彩り豊かですね．

　私どもは，パーキンソン病患者さんの診療に日々かかわっています．この病気の知識普及に向けて勉強会を開く仲間でもあります．よりよい理解を得られる方法を話し合う中で，最新の情報をまとめ，患者さんとその生活を支えるみんなに知識を伝えられる本を作ろうとの案が出されたのが，本書のきっかけです．その後，南江堂スタッフの励ましを得て一定の形となり，"みんなで学ぶ本"として世に送り出すことができました．本書では，パーキンソン病の全体像を症状，治療を中心に最新知識を交えて解説し，専門家でなくとも理解できるよう工夫しました．家庭，介護，臨床の現場で役立てられるよう，病気の知識のみならず利用可能な社会資源や信頼できる情報源についても記載しています．本書が患者さん，ご家族，それを支える医療・介護関係者"みんな"の正しい理解と生き生きとした生活，明日への希望につながれば幸いです．

　2013年5月

著者を代表して

柏原　健一

目次

患者さんによく聞かれる

イラスト　渡邊真介

主なパーキンソン病治療薬一覧

分　類	一般名（商品名）	外　観				
		単　剤				
ドパミン系薬剤	レボドパ製剤	レボドパ（ドパストン® カプセル）	250 mg		OHARA OH-279	OHARA OH-279
		レボドパ（ドパゾール® 錠）	200 mg		604	
		レボドパ（ドパストン® 静注）	25 mg 10 mL			
			50 mg 20 mL			
		カルビドパ配合薬				
		レボドパ・カルビドパ配合（メネシット® 配合錠）	100 mg		NMB 647	
			250 mg		NMB 654	
		レボドパ・カルビドパ配合（ネオドパストン® 配合錠L）	100 mg		SANKYO ３３Ｂ	
			250 mg		SANKYO ３３Ｂ	
		レボドパ・カルビドパ水和物配合（デュオドーパ® 配合経腸液）	L 50 L 100			
		ベンセラジド配合薬				
		レボドパ・ベンセラジド配合（マドパー® 配合錠）			ROCHE	F R
		レボドパ・ベンセラジド配合（ネオドパゾール® 配合錠）			119	

（つづく）

（つづき）

分　類		一般名（商品名）	外　観					
ドパミン系薬剤	レボドパ製剤	レボドパ・ベンセラジド配合（イーシー・ドパール®配合錠）					KH 108	
		カルビドパ・エンタカポン配合薬						
		レボドパ・カルビドパ水和物・エンタカポン配合（スタレボ®配合錠）	L 50		50		50	
			L 100		100		100	
	ドパミンアゴニスト	**麦角系アゴニスト**						
		ブロモクリプチン（パーロデル®錠）	2.5 mg				N V	X C
		ペルゴリド（ペルマックス®錠）	50 μg				KH 120	
			250 μg				KH 121	
		カベルゴリン（カバサール®錠）	0.25 mg				C.	
			1.0 mg				7 01	
		非麦角系アゴニスト						
		タリペキソール（ドミン®錠）	0.4 mg				103 103	
		プラミペキソール（ビ・シフロール®錠）	0.125 mg				P6	
			0.5 mg				P 8 P 8	
		プラミペキソール（ミラペックス®LA錠）	0.375 mg				P 1	
			1.5 mg				P 3	

（つづく）

（つづき）

分　類		一般名（商品名）		外　観
ド　パ　ミ　ン　系　薬　剤	ドパミンアゴニスト	ロピニロール（レキップ® 錠）	0.25 mg	
			1 mg	
			2 mg	
		ロピニロール（レキップ® CR 錠）	2 mg	
			8 mg	
		ロチゴチン（ニュープロ® パッチ）	2.25 mg,4.5 mg,9 mg,13.5 mg,18 mg	
		ロピニロール（ハルロピ® テープ）	8 mg,16 mg,24 mg,32 mg,40 mg	
		アポモルヒネ（アポカイン® 皮下注）	30 mg3 mL	（インジェクター）
非　ド　パ　ミ　ン　系　薬　剤	ドパミンエコノマイザー	カテコール-*O*-メチル基転移酵素（COMT）阻害薬		
		エンタカポン（コムタン® 錠）	100 mg	
		B 型モノアミン酸化酵素（MAO-B）阻害薬		
		セレギリン（エフピー® OD 錠）	2.5 mg	
		ラサギリン（アジレクト® 錠）	0.5 mg	
			1 mg	

（つづく）

（つづき）

分　類		一般名（商品名）		外　観				
非ドパミン系薬剤		サフィナミド（エクフィナ®錠）					エクフィナ	エクフィナ
	アデノシンA2A受容体拮抗薬	イストラデフィリン（ノウリアスト®錠）					KH 131	
	ドパミン遊離促進薬	アマンタジン（シンメトレル®錠）	50 mg				CG 211	
			100 mg				CG 212	
	抗コリン薬	トリヘキシフェニジル（アーテン®錠）	2 mg				LL 434	
		ビペリデン（アキネトン®錠）	1 mg				P 135	
		ビペリデン（アキネトン®注射液）	5 mg 1 mL					
		ピロヘプチン（トリモール®錠）	2 mg				TG 411	
		マザチコール（ペントナ®錠）	4 mg				TA 121	
	ノルアドレナリン前駆物質	ドロキシドパ（ドプス®カプセル）	100 mg				051 150	
			200 mg				052 200	
		ドロキシドパ（ドプス®OD錠）	100 mg				DS 053	
			200 mg				DS 054	200
		ゾニサミド（トレリーフ®錠）	25 mg		トレリーフ OD25	トレリーフ OD25	トレリーフ OD25	トレリーフ OD25
			50 mg		トレリーフ OD50	トレリーフ OD50	トレリーフ OD50	トレリーフ OD50

第Ⅰ章

まずパーキンソン病のことを知ろう

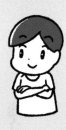

1 パーキンソン病とはどういう病気か

ここがポイント！

① パーキンソン病の概念と，発症要因のこれまでの知識を整理しましょう

② パーキンソン病の主な症状は，ドパミン不足による運動症状です

③ パーキンソン病の発症要因として，遺伝要因と環境要因の両者が関係していると考えられています

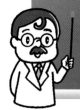

A 歴　史

　パーキンソン病は英国の医師であった James Parkinson 先生によって 1817 年にはじめて報告されました．振戦麻痺（shaking palsy）と名づけられたことからもわかるとおり，当初からふるえ（振戦）と運動機能障害が症状の中心としてとらえられてきました．やがて Parkinson 先生の死後，19 世紀後半になってフランスの著名な神経科医であった Charcot 先生が本疾患を "再発見" し，最初に報告した Parkinson 先生に敬意を表して "パーキンソン病" と命名，この名称が定着し現在にいたっています．その後 20 世紀に入り，顕微鏡の発達とともに脳神経系の微細構造を検討する神経病理学が発展しました．こうした中でドイツ出身の病理学者である Lewy 先生がパーキンソン病で亡くなった患者の脳神経細胞内に特徴的な微細構造物を発見，これが "レビー小体（Lewy body）" と呼ばれるようになり，パーキンソン病の病理学的な特徴として認識されるようになりました．

B どのような症状が出るのか

　パーキンソン病の中心となる振戦・無動・筋強剛・姿勢保持障害などの運動症状の主な原因は，中脳黒質神経細胞の変性脱落による脳内（線条体）でのドパミンの低下であることがわかっています（図1）．黒質のドパミン神経はヒトにおいておよそ 45 万個存在すると考えられていますが，パーキンソン病の運動症状の発現時には神経細胞数として 40～60％程度まで減少し，線条体のドパミン量は健常者に比較して 10～20％程度にまで減少していることもわかっ

🖊️ 振戦・無動・筋強剛・姿勢保持障害：第Ⅱ章−1の表1，p18 参照．

🖊️ 線条体：第Ⅰ章−3の図1，p13 参照．

🖊️ **さらに詳しく**

ドパミン
中枢神経系の神経伝達物質．快感をもたらす興奮作用を引き起こします．第Ⅲ章−2，p47 参照．

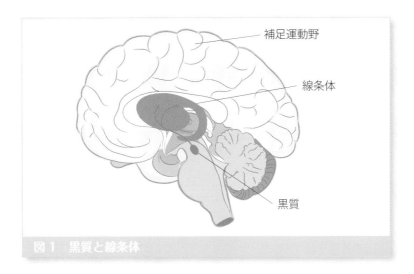

補足運動野

線条体

黒質

図1　黒質と線条体

ています．正常加齢によっても黒質細胞はほぼ年齢に比例して（10年でおよそ5％程度）減少することが知られていますが，パーキンソン病ではおおむね運動症状発現の数年前（5～7年程度）より，指数関数的に急激な神経細胞の減少が始まると考えられています．

Ⓒ　病気の経過と最近の問題

　以上のとおり，パーキンソン病の中心となる症状は脳内ドパミンの不足による運動機能障害であり⚠，その多くに対してはドパミン補充を目的とした，レボドパを中心とする薬物治療（ドパミン補充療法）がきわめて有効です．実際，運動症状についてはほとんどがコントロールが可能になってきており，パーキンソン病の発症から10年，20年と安定した経過を辿ることが一般的です．しかしその一方で，近年ではドパミン不足によらない症状が次第に問題となってきました⚠．

　現在は，ドパミン補充療法では難しいこれらの症状によりパーキンソン病の予後が大きく左右されるようになってきています．こうした現在の薬物療法が効きにくい症状を呈すると予後が数年以内となることが多く，今後の治療法の開発が急務となっています．

Ⓓ　なぜ発症するのか

1）遺伝要因

　パーキンソン病の大半は孤発性ですが，少数（10％以下）ながら家族性（遺伝性）を示す例が報告されてきました．近年の分子遺伝学の進歩からこうした家族性パーキンソン病の原因遺伝子が次々と同定されています．なかでもα-シヌクレインが注目されています．α-シヌクレインはレビー小体の主成分であり，

⚠ **気をつけよう**

パーキンソン病のすべての症状がドパミン不足に起因するわけではありません．中枢のアセチルコリン，ノルアドレナリン，セロトニンなども不足します．末梢の自律神経系も障害されます．

✎ **さらに詳しく**

レボドパ
ドパミンの前駆体．脳内に入り込めないドパミンに対しレボドパは可能で，脳に達した後にドパミンに変換されるため，ドパミン補充の有効な手段として用いられています．第Ⅲ章-2の図1，p48参照．

⚠ **気をつけよう**

薬物療法が効きにくい症例
姿勢保持障害（すくみ足や転倒），嚥下障害，認知機能障害など，これまでのドパミン補充療法では対応しにくい症状です．なかでも認知機能の低下はしばしば自覚・他覚症状に乏しいまま進行していることがあり，注意が必要です．

✎ **さらに詳しく**

孤発性
明らかな遺伝性を示さないことをいいます．

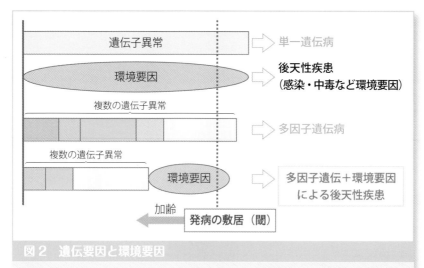

図2　遺伝要因と環境要因

現在，パーキンソン病については複数のリスク遺伝子に環境要因（複数または単数）が加わって発症していると考えられている．さらに，年齢が高齢になるほど発症の敷居（閾）は下がると推定される．

その遺伝子の解析✎から非常にまれな遺伝性パーキンソン病の責任遺伝子であることが同定されましたが，さらに孤発性パーキンソン病の発症においても関連していることが示唆されています．何らかの要因でα-シヌクレインの蓄積量が正常よりも高くなるとパーキンソン病になりやすくなると考えられています．

　このような遺伝子解析研究から，他にも孤発性パーキンソン病の発症と関連したリスク遺伝子が10個以上みつかっています．α-シヌクレインを含めてこれらのリスク遺伝子を持った場合に発症する可能性は，ほとんどの場合2倍未満，せいぜい1.1〜1.5倍高くなる程度であることがわかっています．つまり，リスク遺伝子を1個持っていてもパーキンソン病になる確率はほとんど変わらないのと同じことになります．逆にいえば，こうしたリスク遺伝子はありふれたもので誰もが持っている可能性があり，たまたま複数，おそらくは数十個以上が重なった時にはじめて影響力のある因子として発症にかかわってくるのだろうと想定されています．

2）遺伝以外の要因（環境要因）

　一方で，こうした遺伝因子の他に，以前から指摘されてきた環境要因の関与✎を示唆するデータも次々に報告されています．しかし，いずれも決め手に欠けるのが現状であり，確実に証明されたものはいまだありません．リスク遺伝子についてもこれまで述べてきたとおり，単独で発症にいたるとはいえない程度の関与であり，常識的な意味では「パーキンソン病は遺伝しない」といえます．

　こうしたことから，現在パーキンソン病の発症にはおそらく複数のリスク遺伝子とともに何らかの環境要因が関与しており，これら複数のリスク要因が重なった時に発症にいたるのであろうと考えられています（図2）．加齢も発症リスク

✎さらに詳しく

α-シヌクレイン遺伝子の解析
この遺伝子の点突然変異（遺伝子の塩基1つが変異したもの）が遺伝性パーキンソン病の原因となる可能性，また遺伝子重複（1つの遺伝子が複数回連なっている状態）により蓄積量が増えることで孤発性パーキンソン病が起こる可能性が示されました．最近，ゲノムワイド関連解析（GWAS）で調べたところ，α-シヌクレイン遺伝子のイントロン（アミノ酸配列の情報を持たないDNA配列の部分）の変異が孤発性パーキンソン病のリスクとなりうることも明らかになりました．

✎さらに詳しく

環境要因の関与
遺伝的に近似とされる一卵性双生児を対象に調べたところ，高齢になるほど発症一致率は低く，また孤発性パーキンソン病の好発年齢である中高年に限ると，双生児間に統計学的には関連していないとする報告もあります．他にも，農薬曝露によるパーキンソン病発症率の上昇，井戸水の使用，特定の食物嗜好などとの関連が報告されています．

の 1 つであり，人口の高齢化が進んでいる現在，パーキンソン病患者は増加の一途を辿っています．パーキンソン病対策は今後の医療の中でますます重要な課題の 1 つとなっています．

覚えておこう！

● 大部分のパーキンソン病は，複数の遺伝要因とともに複数の環境要因が関連し，それらがいくつか揃った場合に発症にいたると考えられています．

患者さんによく聞かれる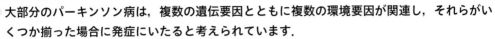

Q1　パーキンソン病は遺伝しますか？

遺伝子は両親から 1 本ずつ受け取り，通常 2 本の遺伝子を持つことになります．そのうち片方の遺伝子に変異が入って発症する場合は常染色体優性遺伝，両方の遺伝子に変異が入って発症する場合は常染色体劣性遺伝と呼びます．パーキンソン病は基本的に孤発性（明らかな遺伝子は示さない）の病気ですが 5～10 ％程度に明らかに遺伝をする患者さんがいらっしゃいます．現在 20 ぐらいの原因遺伝子が見つかっています．原因遺伝子がある場合は高い確率で発病しますが，100 ％とは限りません．また，危険遺伝子と呼ばれる遺伝子がいくつかあります．なかでも有名なのはゴーシェ病と呼ばれる脂質代謝病の原因となるグルコセレブロシダーゼ遺伝子です．ゴーシェ病はグルコセレブロシダーゼ遺伝子の両方に変異がはいった劣性遺伝形式をとりますが，片方のみの場合（一部は両方もある）パーキンソン病のリスクが高まります．ただし，グルコセレブロシダーゼの遺伝子に変異があったとしても必ずしもパーキンソン病を発症するわけではありません．そのため，両親や兄弟は大丈夫でも従兄弟が発症しているという場合も珍しくありません．この理由として，1 つの遺伝子だけで発病するのではなく，複数の遺伝子が関与していて組み合わせが重要であるということや環境と遺伝の関係が重要であることなどで説明がなされていますが，不明なことも多く今後の研究課題です．　　　　　　　　　　　（波田野琢）

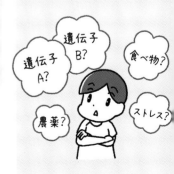

リスク因子は誰もが持っている可能性がある

2 パーキンソン病はどのように診断するのか

ここがポイント！

① パーキンソン病の運動症状とともに，特徴的な非運動症状が診断の手がかりとなります

② パーキンソン病を確定診断できる特定の検査法はありません

③ 重症度分類は Hoehn & Yahr が有名です

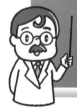

Ⓐ 診断の進め方

　パーキンソン病の中心となる症状は運動機能障害（運動症状）です．振戦（ふるえ）・運動緩慢（無動）・筋強剛（こわばり）の三徴，さらに姿勢保持障害（転びやすさ）を加えた四徴がもっとも特徴的な運動症状であり，パーキンソン病診断の最大の手がかりになります．しかしながら運動症状以外の特徴的な症状（非運動症状）もほとんどの症例でみられ，これがパーキンソン病を他の類縁疾患と鑑別していく際に重要な手がかりになります．

　非運動症状には大きく精神系の症状（睡眠障害，抑うつ，認知機能障害など）と自律神経系の症状（便秘，頻尿，起立性低血圧など）があります（図1）．他

🖊運動症状：第Ⅱ章−1の表1，p20参照．

🖊さらに詳しく

非運動症状
抑うつ・認知機能障害などの精神症状，睡眠障害，嗅覚障害，便秘，頻尿，立ちくらみなどの自律神経症状，感覚障害などがあります．第Ⅱ章−1の表2，p19参照．

起立性低血圧
立ち上がると同時に血圧が著しく低下して，ふらつきやめまい，気を失うなどが起こる症状をいいます．第Ⅲ章−2，p54参照．

🖊レム睡眠行動障害：第Ⅱ章−1，p19参照．

🖊嗅覚障害：第Ⅴ章−1，p81参照．

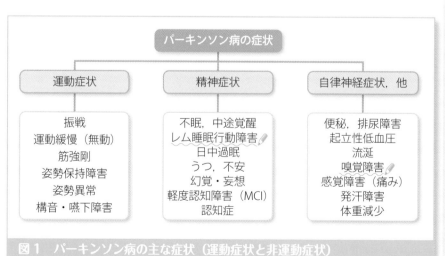

図1　パーキンソン病の主な症状（運動症状と非運動症状）

に嗅覚障害も特徴的な非運動症状として最近広く知られるようになりました.

　パーキンソン病を確定診断できる特定の検査法はありません.したがって経験を積んだ脳神経内科医は,個々の病歴と神経診察所見をこうした特徴的な運動症状・非運動症状のリストと照らし合わせることにより,総合的に判断して診断を進めていくことになります.しかしながら,多くの症例で問題なく診断が決定できる一方で,現在もなおパーキンソン病の診断確定が困難であるケースがまれではありません.

　これまでパーキンソン病の診断基準は国内外を含めて多数提案されていますが,表1にパーキンソン病診療ガイドライン2018に示された新しい診断基準を示します.これは2015年に国際運動障害学会(Movement Disorder Society;MDS)から提唱された新診断基準に準拠しています.陽性的中率が90%以上であるが感度が低い診断基準(臨床的に確実なパーキンソン病)と,感度・特異度ともに80%を超える実用的な診断基準(臨床的にほぼ確実なパーキンソン病)の2種類の基準が提案されています.

Ⓑ どのような検査をするのか

　いくつかの補助的検査法も行われます.もっともよく行われるのはCTやMRIなどの脳画像検査でしょう.CTやMRIは脳梗塞など他のパーキンソン症候群の原因疾患を除外したり,多系統萎縮症や進行性核上性麻痺などの特徴的な画像として現れる疾患を除外するために施行されますが,パーキンソン病に特異的な変化があるわけではありません.

　DATスキャンも良く行われます.これは脳内のドパミン神経系の活動性を反映しますので,密度の低下が示されなければパーキンソン病が除外されるという点で有用です.しかし多系統萎縮症や進行性核上性麻痺など他のパーキンソン症候群でも密度の低下を示しますので,鑑別診断上の有用性は高くありません.

　脳血流SPECTもしばしば行われます.パーキンソン病では時に後頭葉の脳血流低下がみられますが,これは認知機能の低下傾向と関連していると考えられています.同様に進行性核上性麻痺では前頭葉の血流低下,多系統萎縮症では小脳の血流低下,大脳皮質基底核変性症では著しい左右差を持った一側の大脳皮質の血流低下がしばしばみられますので診断上有用です.

　一方でMIBG心筋シンチグラフィの場合,パーキンソン病では著明な取り込み低下がみられますが,他のパーキンソン症候群では異常を示さないことが多いため鑑別診断に役立ちます.しかし特に病初期の場合は,おおむね半数程度の症例で異常所見を認めないため,初期診断の場合は注意が必要です.髄液検査もアルツハイマー病などの認知症の鑑別目的でしばしば行われます.

　これらはいずれも通常の保険診療の範囲で実施可能な検査ですが,他に保険適用外の検査として,髄液内のα-シヌクレイン量を調べる検査などが有望視されています.しかし未だ臨床現場で実施できる検査となってはいません.

⚠ **気をつけよう**

パーキンソン病の診断は確実?
100%正しく診断することはいまのところなかなか困難であり,現在の診断精度は経験を積んだ脳神経内科医であっても,初診時でおおむね80~90%といわれています.逆にいえば10~20%の症例については当初誤診されていることになりますが,その後1~2年程度の経過をみていくうちに,ほとんどの場合は診断が確定されます.しかし,それでも診断が確定できないケースが存在します.

✎ **さらに詳しく**

陽性的中率
検査などで陽性となった人の中に,本当に病気がある人がどれだけいるかを表す数字です.
感度
病気がある人を正しく陽性とできる割合を表す数字です.
特異度
病気がない人を正しく陰性とできる割合を表す数字です.

✎ **多系統萎縮症,進行性核上性麻痺**:第Ⅰ章-3,p12参照.

✎ **さらに詳しく**

DATスキャン
目印となる物質を含む薬剤を注射し,頭部を撮影することで,脳内に存在するドパミントランスポーター(DAT)の分布密度を画像化する検査です.

✎ **さらに詳しく**

脳血流SPECT
単一光子放射断層撮影装置(single photon emission computed tomography).目印となる物質を含む薬剤を注射し,血液により循環される様子を計測することで,脳の血流が低下した部分を画像化する検査です.第Ⅶ章,p112参照.

✎ **大脳皮質基底核変性症**:第Ⅰ章-3,p13参照.

表1　パーキンソン病診療ガイドライン 2018 に示された新診断基準

臨床的に確実なパーキンソン病（Clinically established Parkinson's Disease）：パーキンソニズムが存在しさらに，

　1）絶対的除外基準に抵触しない.
　2）少なくとも二つの支持的基準に合致する.
　3）相対的除外基準に抵触しない.

臨床的にほぼ確実なパーキンソン病（Clinically probable Parkinson's Disease）：パーキンソニズムが存在しさらに，

　1）絶対的除外基準に抵触しない.
　2）相対的除外基準と同数以上の支持的基準が見られる. ただし 2 つを超える相対的除外基準がみられてはならない.

絶対的除外基準（Absolute exclusion criteria）

　1. 小脳症候がみられる.
　2. 下方への核上性眼球運動障害がみられる.
　3. 発病 5 年以内に前頭側頭型認知症や原発性進行性失語症の診断基準を満たす症候がみられる.
　4. 下肢に限局したパーキンソン症状が 3 年を超えてみられる.
　5. 薬剤性パーキンソニズムとして矛盾のないドパミン遮断薬の使用歴がある.
　6. 中等度以上の重症度にも関わらず，高用量（＞600 mg）の L-ドパによる症候の改善がみられない.
　7. 明らかな皮質性感覚障害，肢節観念運動失行や進行性失語がみられる.
　8. シナプス前性のドパミン系が機能画像検査により正常と評価される.
　9. パーキンソニズムを来す可能性のある他疾患の可能性が高いと考えられる.

支持的基準（Supportive criteria）

　1. 明白で劇的なドパミン補充療法に対する反応性がみられる. この場合，初期治療の段階では正常かそれに近いレベルまでの改善がみられる必要がある. もし初期治療に対する反応性が評価できない場合は以下のいずれかで判断する.
　　a. 用量の増減により顕著な症状の変動（UPDRS パート III でのスコアが 30％を超える）がみられる，または患者または介護者より治療により顕著な改善がみられたことがあることが確認できる.
　　b. 明らかに顕著なオン・オフ現象がみられる.
　2. L-ドパ誘発性のジスキネジアがみられる.
　3. 四肢の静止時振戦が診察上確認できる.
　4. 他のパーキンソニズムを示す疾患との鑑別診断上，80％を超える特異度を示す検査法が陽性である. 現在この基準を満たす検査として以下の二つが挙げられる.
　　・嗅覚喪失または年齢・性を考慮した上で明らかな嗅覚低下の存在
　　・MIBG 心筋シンチグラフィーによる心筋交感神経系の脱神経所見

相対的除外基準（Red flags）

　1. 5 年以内に車椅子利用となる様な急速な歩行障害の進展がみられる.
　2. 5 年以上の経過で運動症状の増悪がみられない.
　3. 発症 5 年以内に重度の構音障害や嚥下障害などの球症状がみられる.
　4. 日中または夜間の吸気性喘鳴や頻繁に生じる深い吸気*注など，吸気性の呼吸障害がみられる.
　5. 発症から 5 年以内に以下の様な重度の自律神経障害がみられる.
　　a. 起立性低血圧：立位 3 分以内に少なくとも収縮期で 30 mmHg または拡張期で 15 mmHg の血圧低下がみられる.
　　b. 発症から 5 年以内に重度の尿失禁や尿閉がみられる.
　6. 年間 1 回を超える頻度で繰り返す発症 3 年以内の転倒.
　7. 発症から 10 年以内に，顕著な首下がり（anterocollis）や手足の関節拘縮がみられる.
　8. 5 年の罹病期間の中で以下の様なよくみられる非運動症候を認めない.
　　・睡眠障害：睡眠の維持障害による不眠，日中の過剰な傾眠，レム睡眠行動障害の症状

・自律神経障害：便秘，日中の頻尿，症候をともなう起立性低血圧
・嗅覚障害
・精神症状：うつ状態，不安，幻覚
9.　他では説明のできない錐体路症候がみられる.
10.　経過中一貫して左右対称性のパーキンソニズムがみられる.

＊注　inspiratory sighs：多系統萎縮症で時にみられる呼吸障害の一つで，しばしば突然不規則に生じる深いため息様の吸気

(日本神経学会（監）：パーキンソン病診療ガイドライン 2018，医学書院，3 頁，表 1，2018 より)

C 重症度はどのように決めるのか

パーキンソン病の重症度を決めるにあたり，一番有名なのが Hoehn & Yahr の重症度分類（図 2）です．これは運動機能の重症度に応じて I ～ V 度までの 5 段階に分類するものです．他に厚生労働省の定めた 3 段階の生活機能障害度も定められています（図 2）．この Hoehn & Yahr の重症度分類で III 度以上，生活機能障害度で II 度以上の場合，特定疾患としての認定対象となり医療費の補助を受けることができます．長期にわたって高価な薬剤の使用継続が必要不可欠で，時には高額な医療費を要する脳深部刺激療法などの外科的治療 を受ける可能性もあるパーキンソン病のケアを進めていくうえでこれらの重症度分類は大変重要になります．

さらに詳しく

MIBG 心筋シンチグラフィ
メタヨードベンジルグアニジン（MIBG）はノルアドレナリンの類似物で，交感神経に取り込まれます．MIBG に目印をつけて，心臓の交感神経が正常に MIBG を取り込むかを測定し，そこから交感神経の障害を評価します．

α-シヌクレイン量：第VII章の ，p110 参照.

さらに詳しく

パーキンソニズム
運動緩慢および以下の 1 つ以上
　静止時振戦
　筋強剛

外科的治療：第III章－3，p62 参照.

Hoehn & Yahr の重症度分類

厚生労働省の生活機能障害度分類
（異常運動疾患調査研究班）

Ⅰ度
一側性障害で体の片側だけの振戦，筋強剛を示す．軽症例である．

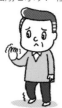

Ⅱ度
両側性の障害で，姿勢の変化はあるが，姿勢保持障害はない．振戦，筋強剛，寡動〜無動とも両側にあるため日常生活や就業に多少の障害がある．

Ⅰ度
日常生活，通院にほとんど介助を要さない．

Ⅲ度
明らかな歩行障害がみられる．方向変換時に転びやすく，姿勢保持障害があるが，歩行可能．活動に制限はあるが，介助なしに生活可能で職種によって就業も可能．

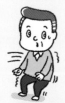

Ⅳ度
起立や歩行など，日常生活動作の低下が著しく，労働能力は失われる．自力のみの生活は困難．

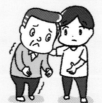

Ⅱ度
日常生活，通院に部分介助を要する．

Ⅴ度
立つことが不可能になり，介助による車椅子移動または寝たきりとなる．

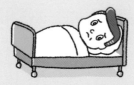
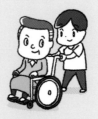

Ⅲ度
日常生活に全面的な介助を要し，独力で歩行，起立不能．

図2　パーキンソン病の重症度分類と生活機能障害度分類

覚えておこう！

● 診断を100％確定できる特定の検査法は現在のところありません．脳神経内科医による詳細な診察が，診断を正確に進めていくうえでもっとも重要になります．

3 パーキンソン病と間違えやすい 他の病気とのみわけ方

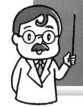

ここがポイント！
① パーキンソン病と似た症状を示す疾患群をパーキンソン症候群 （パーキンソニズム）といいます
② 特に区別が難しいのが多系統萎縮症，進行性核上性麻痺，大脳皮 質基底核変性症です
③ その他の疾患は画像検査や病歴などで大体区別できます

　パーキンソン病症状を呈する疾患群を総称して「パーキンソン症候群」または 「パーキンソニズム」といいます（表1）．この中にはパーキンソン病と鑑別が困 難なものもあり，特に病初期にはほとんど区別できない場合も少なくありませ ん．パーキンソン病とは異なり，他のパーキンソン症候群をきたす疾患群では， 線条体を中心とする脳神経系の回路網そのものが障害されていることが多く，単 にドパミンを補充するだけではなかなか改善が期待できません．逆にいうと，ド パミン補充療法によく反応すればパーキンソン病である可能性が高く，あまり治

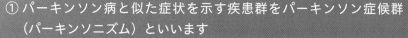

表1　パーキンソニズムをきたす主な疾患

変性疾患	症候性パーキンソニズム
● （特発性）パーキンソン病 ● 多系統萎縮症（MSA-P） ● 進行性核上性麻痺（PSP） ● 大脳皮質基底核変性症（CBD） ● レビー小体型認知症（DLB） ● アルツハイマー病 　　　　　　　　　　　　　　など	● 血管障害性 ● 薬剤性 　・向精神薬など ● 中毒性 　・マンガン，一酸化炭素，メチルフェニ ルテトラヒドロピリジン（MPTP）など ● 感染症 　・脳炎後パーキンソニズムなど ● 代謝障害 　・ウィルソン病など ● その他 　・正常圧水頭症など

療が奏効しない場合は他のパーキンソン症候群である可能性が高くなります．ここではパーキンソン症候群を呈する主な疾患の特徴を述べます．

Ⓐ 神経変性疾患

　パーキンソン病の鑑別診断においてもっとも重要な疾患群です．病初期には鑑別が困難なことがあり，1～2年の経過観察によってはじめて診断確定にいたる場合も少なくありません．

1) 多系統萎縮症（multiple system atrophy：MSA）

　便宜的に初発症状が小脳失調である場合（cerebellar-type MSA：MSA-C）とパーキンソニズムである場合（parkinsonism-type MSA：MSA-P）の2つに分類されています．このうち MSA-P は，以前は黒質線条体変性症と呼ばれていたグループですが，パーキンソン病の診断上もっとも鑑別が困難な疾患です．病初期にはドパミン補充療法にも一定の反応性を示すため，実質的に鑑別が不可能である場合も少なくありません．

> **パーキンソン病との鑑別ポイント**
>
> ①一般的にパーキンソン病よりはレボドパ治療に対する反応性が低いこと，病初期より神経因性膀胱などの自律神経障害がしばしば目立つこと，そして比較的早期から嚥下障害を伴いやすいことなどが主要な鑑別点になります．
> ②脳画像検査では MRI が重要で，大脳基底核にある被殻（図1）の萎縮所見や小脳・脳幹の萎縮，さらに橋の萎縮とともに T2 撮影で十字状の高信号域（十字サイン：hot cross-bun sign）がみられることが特徴的ですが，これらは中等度以上の進行後にみられることが多く，病初期には鑑別診断上あまり役立ちません．
> ③十分な有効性を示す治療法がなく，病状はパーキンソン病よりも速く進行します．

2) 進行性核上性麻痺（progressive supranuclear palsy：PSP）

　眼球運動障害，著明な姿勢保持障害と無動を特徴とする疾患です．MSA に次いで，しばしばパーキンソン病との鑑別が問題になります．

> **パーキンソン病との鑑別ポイント**
>
> ①起立性低血圧などの自律神経障害を通常伴わないことがパーキンソン病や MSA との大きな鑑別点になります．
> ②易転倒が病初期から目立つのが特徴で，発症から1～2年以内に転びやす

さらに詳しく

多系統萎縮症（MSA）
かつては失調症状を主とするオリーブ橋小脳萎縮症，パーキンソニズムを主とする黒質線条体変性症，自律神経症状を主とするシャイ・ドレーガー症候群など，別疾患と考えられていました．これらが病理学的に区別できないことが1980年代に明らかとされ，現在は多系統萎縮症としてまとめられています．

さらに詳しく

大脳基底核
線条体（尾状核，被殻），淡蒼球，視床下核，黒質から成り立っています（図1）．大脳皮質と間脳を結ぶ通路となります．

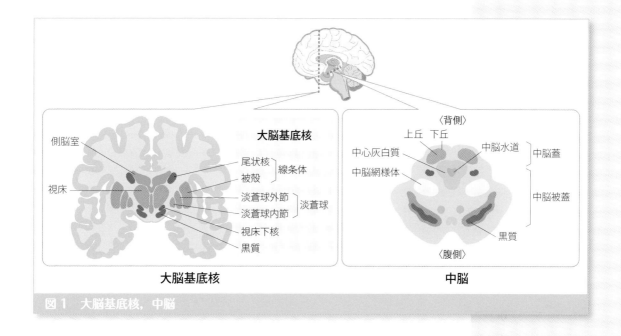

図1　大脳基底核，中脳

くなる場合はこの病気をまず疑います．

③パーキンソニズムが通常左右対称性となることも特徴の1つです．

④レボドパを含むパーキンソン病治療薬はほとんど無効で，残念ながら現在のところ有効な治療法がありません．

⑤中期以降はMRI上，中脳被蓋（図1）の萎縮が目立ってきて診断に有用ですが，病初期では特異的な画像所見を認めず診断が困難です．

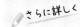さらに詳しく

中脳被蓋
背側にある上丘と下丘と呼ばれる隆起を含む部分を中脳蓋，中脳蓋と黒質の間にある部分を中脳被蓋と呼びます（図1）．

3）大脳皮質基底核変性症（corticobasal degeneration：CBD）

大脳基底核の障害とほぼ同時に一側の大脳皮質の障害が生じることが特徴です．左右どちらが主に障害されるかによって症状の種類は異なりますが，前頭・頭頂葉の障害に伴い，多彩な症候がみられます．

臨床症候からCBDと診断された患者のうち，実際にCBDであったものは半分程度であるとの報告があります．さらに病理学的にCBDと確定診断されたうち，臨床像が典型的であった例は4割程度であるとの報告もあります．すなわち，臨床的にCBDを確定診断することは難しいと考えられるため，最近では前述のような基底核障害に伴うパーキンソニズムと一側の大脳萎縮に伴う多彩な症候を示す病態をcorticobasal syndrome（CBS）と呼ぶことが一般的になってきています．

表2　パーキンソン病認知症（PDD）とレビー小体型認知症（DLB）の症候比較

PDD の臨床像	DLB の臨床像
1. 運動障害 　・振戦・筋強剛・無動 　・姿勢保持障害 2. 認知・記憶障害　→幻覚・妄想 　・実行機能障害 　・視覚認知障害 　・注意障害 3. 睡眠障害 　・不眠・日中過眠 　・レム睡眠行動異常症 4. 抑うつと不安障害 5. 自律神経障害 6. 嗅覚障害	1. 運動症状（25〜50％で欠落） 　・主として無動・筋強剛 　・姿勢保持障害 2. 認知・記憶障害　→幻覚・妄想 　・実行機能障害 　・視覚認知障害 　・注意障害 3. 睡眠障害 　・不眠・日中過眠 　・レム睡眠行動異常症 4. 抑うつと不安障害 5. 自律神経障害 6. 嗅覚障害

パーキンソン病との鑑別ポイント

・パーキンソニズムは上肢により顕著なことが多く，しばしば一側上肢の運動障害が初発症状となります．

4）レビー小体型認知症（dementia with Lewy bodies：DLB）

　アルツハイマー病に次いで2番目に多い認知症とされています．アルツハイマー病と比較して記憶障害や見当識障害が比較的軽度である一方で，幻視を中心とする幻覚や妄想などの精神症状が顕著であるのが特徴です．表2の右側にDLBの臨床像の特徴を，左側にパーキンソン病認知症（parkinson disease dementia：PDD）の臨床像の特徴を示します．PDDでは運動症状，特に振戦が主症状であるのに対して，DLBでは25〜50％の割合で運動症状の欠落がみられ，主症状が振戦ではないこと以外，PDDの臨床像にきわめて類似していることがわかります．実際に，病理解剖された脳の検討からも両者ともにレビー小体がみられるのが特徴で，病理所見からはまったく区別できないことが知られています．すなわち臨床経過から，運動機能障害が先行してそれに認知機能障害が加わればPDDであり，認知症が先行すればDLBとされているのが現状です．こうしたことから同じ風邪が人によって咳，鼻水や発熱などの多様な初発症状を示すように，DLBとPDDについては同じ疾患の中での症状出現の順序が違うに過ぎないとする考え方が一般的となってきています．パーキンソニズムに対してはパーキンソン病と同様にパーキンソン病治療薬が有効ですが，精神症状を悪化させることがあるため十分量を用いることができないこともしばしばです．認知機能低下にはアルツハイマー病治療薬として用いられるコリンエステラーゼ阻

さらに詳しく

見当識障害
失見当識とも呼び，時間，場所といった自分が置かれている基本的な状況などを把握できない状態をいいます．

害薬やメマンチン（メマリー®）が有効です.

5）アルツハイマー病

　アルツハイマー病の病初期にしばしばパーキンソニズムが前景に立つことが知られています. この場合, 特徴的な記憶障害を中心とする認知機能障害がないかどうか, 脳 MRI や脳血流 SPECT 検査, さらには髄液検査などでアルツハイマー病の特徴的変化がないかどうかが鑑別診断のポイントになります.

Ⓑ 脳血管障害

　微細な脳梗塞が多発することにより線条体を含む運動制御回路網の機能が障害されることで生じると考えられています. 脳画像検査で脳梗塞を認め, レボドパなどのパーキンソン病治療薬が奏効しがたいことも特徴となります. ほとんどの症例で認知症を伴います. 脳血管障害の予防を目的とした抗血小板薬や血圧コントロールなどが治療の中心になります.

Ⓒ 薬剤性パーキンソニズム

　向精神薬など, 中枢神経内のドパミン神経系の遮断作用を持つ薬剤の副作用として生じます. 主たる治療は原因薬剤の減量・中止ですが, 背景に発症前のパーキンソニズムをきたす他疾患が隠れている場合もあるので注意が必要です⚠. 例えば, 薬剤性であれば通常症状が左右対称性のはずですから, 症状に左右差がある場合は水面下のパーキンソニズムが薬剤の影響で顕在化してきた可能性も考慮すべきです. 向精神薬だけでなく一般的によく用いられる制吐薬（例, メトクロプラミド［プリンペラン®］）や抗うつ薬（例, スルピリド［ドグマチール®］）の一部に中枢ドパミン遮断作用を持つものがありますので, 見逃さないようにすることが必要です.

Ⓓ 正常圧水頭症

　歩行障害・尿失禁・認知機能障害を三徴とします. 脳画像検査では著明な側脳室拡大とそれに伴う大脳高位円蓋部の脳溝狭小化が特徴です. 脳室拡大に伴って, 血管障害性パーキンソニズムと同様に線条体を含む運動制御回路網が障害されることにより運動障害が生じていると考えられています. 過剰に貯留した髄液を排除することにより症状の改善が得られる可能性がありますので, 疑った場合はタップテストを行います. このテストは, 脳室シャント手術で症状が改善するかどうかを判断する重要な検査になります.

⚠ **気をつけよう**

薬の副作用でパーキンソン病と似た症状が出現することがあり, これを「薬剤性パーキンソニズム」と呼びます. 薬剤性パーキンソニズムは薬剤の中止で症状が軽快・消失します. 一方, パーキンソン病では薬剤の副作用が出やすい傾向があり, 薬剤の作用が加わることで潜在する症状が早期に出現してしまうことがあります.

✏ **さらに詳しく**

正常圧水頭症
治療法の 1 つである脳室シャント手術は発症早期, 遅くとも 6 ヵ月以内に行うとよりよい効果が期待できるとされており, 早期発見・早期治療（手術）が大切です.

✏ **さらに詳しく**

タップテスト
髄液穿刺を行い 50 ～ 100 mL 程度の髄液を排除してみて, 症状の改善がみられるかどうかを検査します.

✏ **さらに詳しく**

脳室シャント手術
シャントチューブを体に埋めこんで, 余分な髄液量を他の体腔に流す手術をいいます. ①脳室から腹腔へ（V-P）, ②脳室から心房へ（V-A）, ③腰椎くも膜下腔から腹腔へ（L-P）, 3つの方法があります.

E　その他

　インフルエンザ脳症の後遺症としてまれにパーキンソニズムが生じることがあります．練炭などによる一酸化炭素中毒の後遺症として起こることもあります．いずれも急性期の意識障害が改善してから運動障害が出現します．さらにまれなものに，鉱山など特殊な労働環境下で生じるマンガン中毒などがパーキンソニズムの原因になることが知られています．

覚えておこう！

● 特に早期の多系統萎縮症とパーキンソン病を，臨床的に完全に区別することは現在のところ不可能です．両者の鑑別には最低でも1〜2年の経過観察が必要な場合があります．

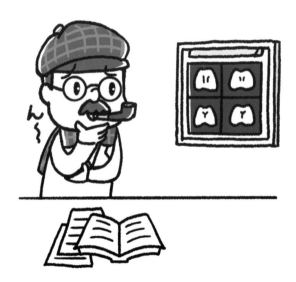

経験を積んだ神経内科医でも
診断確定に1〜2年かかることもある

第Ⅱ章

パーキンソン病の症状と対処法

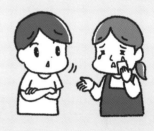

1 運動症状

ここがポイント！

① パーキンソン病の症状には大きく運動症状と非運動症状とがあります

② 主な運動症状は振戦，運動緩慢，筋強剛，姿勢保持障害です

③ 非運動症状には自律神経症状（便秘，立ちくらみ，頻尿など），精神症状（うつ，幻覚・妄想），認知機能障害（物忘れ），睡眠障害（不眠，レム睡眠行動障害，日中過眠），感覚障害（しびれ，痛み），嗅覚障害などがあります

パーキンソン病の症状は大きく運動症状と非運動症状に分けられます（表1，2）．まずは運動症状から勉強してみましょう．

A 運動症状とはどういうものか

James Parkinson 先生は1817年に著したパーキンソン病の原著の中でこの病気を「振戦麻痺」と名づけました．手足のふるえを伴って動きが悪くなる病気であることを特徴ととらえています．ふるえはパーキンソン病の発病初期からみられる特徴的な運動症状の1つです．

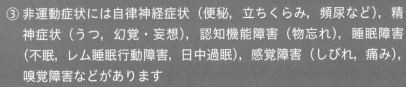

表1　パーキンソン病でみられる運動症状	
● 四大症状 　・ 静止時振戦 　・ 運動緩慢（無動） 　・ 筋強剛 　・ 姿勢保持障害 ● 歩行障害（小刻み歩行，すり足歩行） ● すくみ足 ● 突進（加速歩行） ● 構音障害（小声）	● 嚥下障害（むせ，流涎［よだれ］） ● 姿勢異常（首下がり，背曲がり，腰曲がり，前屈，側屈，ピサ徴候） ● 周期性四肢運動異常症 ● 治療と関連した運動障害 　・ ジスキネジア 　・ ウエアリングオフ（効果減弱） 　・ ジストニア（起床時など） 　・ 反復常同行動（punding）

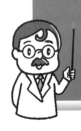

さらに詳しく

振戦の種類
人前で字を書くなどの緊張時に手がふるえるのは誰にでもみられる現象で，生理的な振戦です．この他，本態性振戦，甲状腺や小脳の病気などでも特有の振戦が出現します．これらは力を入れた時，動かす時，動かしている手指が目標に到達する直前などに増強する振戦で，それぞれ姿勢時振戦，動作時振戦，企図振戦などと呼ばれます．

流涎（りゅうぜん＝よだれ）
嚥下障害，前屈姿勢などが背景となって生じます．嚥下には不随意な消化管の機能が関与するため自律神経障害に分類されることもあります．唾液の分泌自体はパーキンソン病では減少します（Q6参照）．

表2　パーキンソン病でみられる非運動症状

- 精神症状・認知機能障害
  - うつ，意欲減退（アパシー），不安，パニック，幻覚・妄想，認知機能低下，認知症，衝動制御障害
- 睡眠障害
  - 不眠，中途覚醒，レム睡眠行動異常症，レストレスレッグズ症候群，日中過眠，突発的睡眠
- 自律神経障害
  - 消化器症状（唾液分泌障害，便秘，腹部膨満感，逆流性食道炎，イレウス）
  - 排尿障害（頻尿，尿失禁，尿閉）
  - 心血管機能障害（起立性低血圧，食事性低血圧，失神）
  - 性機能障害（勃起不全）
  - 発汗障害（発汗過多）
  - 末梢循環障害（手足の冷感，紫変［肢端紫藍症］，凍瘡［しもやけ］）
  - 下腿浮腫
- 感覚障害（腰痛，大腿痛，腹痛）
- 嗅覚障害
- 体重減少
- 疲労

パーキンソン病のふるえは力を抜いた時，1秒間に4〜6回くらいの速さでふるえるのが特徴で，静止時振戦と呼ばれます．よくみられるのは歩く時で，おや指と人さし指をすり合わせるふるえ，すなわち丸薬丸め振戦が出現します．振戦は異常として気づかれやすく，パーキンソン病の初発運動症状としてもっとも自覚が強い症状です．しかし，振戦のない患者もおり，治療で消えてしまうこともあります．

動作がゆっくり，小さくなるのもパーキンソン病の特徴で，無動，寡動，運動緩慢などと呼ばれます．表情筋の動きがゆっくり小さくなると，いっけん無表情となり，仮面様顔貌と呼ばれます．この表情のため，うつ病に間違われることもあります．無動症状によって，字を書くとだんだん小さく右下がりになり，拙劣になります（Q27，p77参照）．

四肢や体幹の筋が固くなるのも特徴で，固縮，筋強剛と呼ばれます．筋強剛はパーキンソン病以外の病気でもみられますが，パーキンソン病では歯車のようにカクカク抵抗に強弱を生じる（歯車様固縮）ことが特徴です．

進行すると姿勢を保てず，転びやすくなります．すわなち姿勢保持障害です．この症状が出現すると，パーキンソン病の重症度を評価する代表的尺度であるHoehn & Yahrの重症度分類ではⅢ度となります．

以上はパーキンソン病の代表的運動症状で，四大症状（四徴）とされています（図1）．姿勢保持障害は転倒を招き，骨折の原因となります．骨折は寝たきりを促す避けるべき合併症で，注意が必要です．

パーキンソン病が進行してくると歩く時に足が前に出にくくなり，同じところで小刻みにステップを踏んで前に進めない，いわゆるすくみがみられるようになります．転倒の原因になり，また姿勢保持障害と並んで薬が効きにくい症状の

✎ **さらに詳しく**

レム睡眠行動異常症
夢の内容と同じ行動をしてしまう病気です．寝言，寝ぼけや暴力行為があります．覚醒させると正常に戻り，夢をみていた自覚もあります．

レストレスレッグズ症候群
むずむず脚症候群，下肢静止不能候群とも呼び，入眠時に足にかゆみや痛みなどの不快感を生じ，無性に足を動かしたくなりじっとできないといった症状があります．動くと症状が改善します．

突発的睡眠
眠気を感じていなくても急に眠ってしまう症状．パーキンソン病治療薬，特にドパミンアゴニストで生じ易いとされます．このため車を運転する患者さんには非麦角系ドパミンアゴニストは使えません．

✎ **さらに詳しく**

自覚の強い症状：振戦
筆者らが行った，パーキンソン病患者のアンケート結果によると，回答225人中約60%が振戦を自覚していました（付録4の図1，p127参照）．

✎ **Hoehn & Yahrの重症度分類**：第Ⅰ章-2の図2，p10参照．

✎ **さらに詳しく**

骨折
筆者らのアンケートでは27%の患者が骨折を経験していました．

すくみ
アンケートでは患者が"困る"運動症状のNo.1でした（付録4の図1，p127参照）．ちなみに介護者である家族からみて"困る"運動症状No.1は転倒でした（付録4の表1，p128参照）．

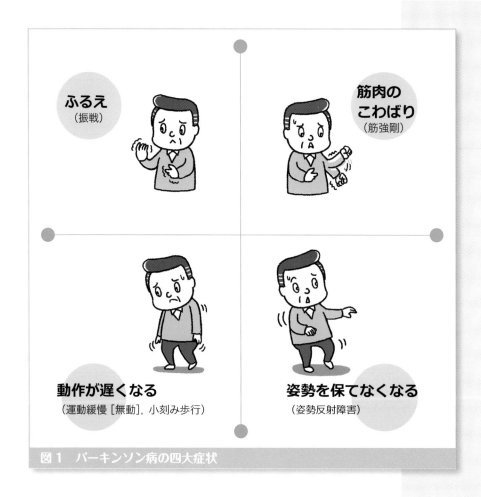

図1　パーキンソン病の四大症状

1つでもあります．歩いていて止まれなくなる突進（加速歩行）も特徴的症状の
1つです．進行期には首が下がったり，背中や腰が前方，側方に曲る姿勢異常が
目立つようになります．このような臨床経過を図2に示しました．

　発声も障害され，声が小さく不明瞭になります．しばしばどもったり，逆に速
くなって音節が区切れずつながってしまいます．嚥下も障害され，むせやすくな
ります．食事中にせき込むのは誤嚥を生じている証拠です．

　Hoehn & Yahrの重症度分類は運動症状をもとに評価しており，特定疾患申
請時の基準や介護保険重症度判定の参考にも用いられます．ちなみに，非運動症
状の一部，便秘，うつ，レム睡眠行動障害，嗅覚障害などは運動症状に先行して
出現することがしばしばです．パーキンソン病の診断基準になると，その診断
は運動症状に加え，非運動症状やMRIなどの画像所見を勘案して決定されます．

✏️パーキンソン病の診
断基準：第Ⅰ章−2の表
1，p8参照．

 **パーキンソン病治療薬によって誘発される
運動合併症**

　パーキンソン病では進行とともに治療薬による運動症状が出現することがあり
ます（図2）．

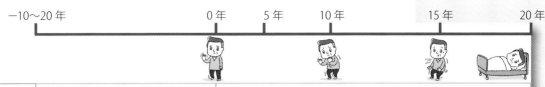

		前駆期	初期　ハネムーン期　　進行期	高度進行期
運動障害			静止時振戦　　　　姿勢保持障害 運動緩慢　　　すくみ足　突進　転倒 筋強剛　　　　　　　姿勢異常　流涎	構音・嚥下障害 頻回転倒 関節拘縮
非運動障害	便秘　　　　嗅覚障害　　　体重減少 　　レム睡眠行動障害　　　日中過眠 　　　　　　うつ・不安		疼痛 疲労　アパシー 軽度認知機能障害　　頻尿 　　　　　　　起立性低血圧	幻覚・妄想 　　　　　　認知症
治療薬による副作用			運動合併症 　　ウエアリングオフ 　　　ジスキネジア 日中過眠　　　早朝ジストニア 突発的睡眠　下腿浮腫 　　　　　衝動制御障害 　　　　　DDS*　punding 　　　　　幻覚・妄想	
その他のイベント			↑診断 　↑治療開始	介護施設入所↑
合併症			打撲・骨折 慢性硬膜下血腫	誤嚥性肺炎 脱水・褥瘡

図2　パーキンソン病患者の一般的臨床経過

*DDS：ドパミン調節障害症候群
運動障害の経過は 60 代初発患者での目安です．高齢初発患者では経過が短く，若年発症者では軽症期間がより長い傾向です．
非運動症状を中心に，各症状の有無や発現時期には個人差が大です．

　パーキンソン病の運動症状は薬で改善します．しかし，ときには薬が効きすぎて誘発される運動症状もあります．ジスキネジアと呼ばれる不随意運動が出現したり，持続性の異常姿勢を呈ししばしば痛みを伴うジストニアも生じます．前者は薬効のピーク時，後者は薬効が失われた朝方に生じ易い症状です．薬のよい効果が得られる時間が短縮し，レボドパ製剤を 1 日 3 回以上投与しても効かない時間が出てくるのはウエアリングオフ（効果減弱）と呼ばれます．ウエアリングオフはパーキンソン病進行に伴うドパミン神経系の変性，脱落に関連して生じますが，薬の使い方にも影響されます．薬物使用が関与するこれら異常な運動症状は一定期間以上の進行，薬物治療を受けた後にみられ，運動合併症と呼ばれます．若年で発症した患者ほど生じやすく，65 歳以後に発症した場合は生じ難いと考えられています（図2）．

　進行期には別のタイプの異常行動が治療と関係してみられることがあります．同一動作を常同的に反復する行動で反復常同行動（パンディング：punding）と呼ばれ，繰り返しても目的を達することができず，片づけるはずが散らかしたり，機械を直すつもりが壊してしまうなど，事態を収拾困難な側に悪化させてしまいます．この異常行動も，パーキンソン病治療薬が引き起こすと考えられています．

さらに詳しく

ジスキネジア
口や舌をもぐもぐ，ぺちゃぺちゃ動かしたり，四肢をくねくね動かしたり，体幹を前後にゆらすなどの異常行動がみられます．

ジストニア
足が内側に曲がり，足先では親指が背屈，他の指が底屈します．

ウエアリングオフ（効果減弱）：第Ⅴ章－3，p85 参照．

C 運動症状はどのように治療するのか

　治療は症状が日常生活に支障を生じるようになった段階で開始します．運動症状の程度によりますが，生活に支障がある場合はレボドパで治療を開始します．そこまで生活に支障がなく比較的若い患者（65歳以下が目安）ではB型モノアミン酸化酵素（MAO-B）阻害薬もしくはドパミンアゴニストから開始することも考慮します．しかし，ドパミンアゴニストには眠気誘発作用があって車の運転が制限される，幻覚・妄想の誘発，運動障害改善効果がレボドパに劣る，異常な性欲亢進やギャンブル依存症といった衝動制御障害や薬価が高いなどのマイナス面もあり，生活における症状改善の必要度をよく考え併せて対応するのがよいでしょう．

　不随意運動やウエアリングオフがひどくなった場合は半減期の短いレボドパを少量ずつ頻回投与し，持続時間が長いドパミンアゴニストを十分使い，レボドパの効果をのばすセレギリン（エフピー®），ラサギリン（アジレクト®），サフィナミド（エクフィナ®），エンタカポン（コムタン®），ゾニサミド（トレリーフ®）などの補助薬を，不随意運動の有無に応じて追加します．これらの対応でもコントロール困難な不随意運動にはアマンタジン（シンメトレル®）の有効性も報告されています．レボドパの効果を利用しながら，副作用を分散させるようドパミンアゴニストやその他のパーキンソン病治療薬を併用して生活の質（QOL）に重視した治療を計画します．ドパミン系の刺激が強過ぎず，また刺激が途切れないよう穏やか，かつ持続的な刺激が続けられることを方針に，薬剤選択，投薬法を工夫します．しかし，経口からの飲み薬では治療に限界があります．そのような場合は腸内へ直接レボドパ・カルビドパ水和物（デュオドーパ®）を持続的に投与する方法や，脳深部刺激療法を検討します．これらの治療法はデバイス補助療法と呼ばれますが，適応は慎重にする必要があります．両方の治療はあくまでもオフ症状を減らすことが目的です．薬が一番よく効いている状態より改善することはありません．また，デュオドーパ®は胃や腸管の位置やお腹の手術をしている人については適応が難しい場合があります．脳深部刺激療法は認知機能や精神症状がある場合は適応が難しいことが多いです．

覚えておこう！

● パーキンソン病の治療経過中には，薬物の効果が変動するようになることがあります．薬の効果が速く切れるようになるのがウエアリングオフ，効き過ぎて手足や体幹が勝手にくねくね動くのがジスキネジア．特に若い患者さんに大量のレボドパを間欠的に投与すると生じやすくなります．

● これを予防する目的で脳を一定の強さで持続的に刺激するよう，レボドパの少量分割投与，ドパミンアゴニスト，COMT阻害薬，MAO-B阻害薬，ゾニサミド，イストラデフィリンの追加など，投薬を工夫します．

さらに詳しく

反復常同行動（punding）
机を繰り返し拭く，衣服を整えるような動作を繰り返す，タンスの引き出しを開けて中のものを出したりしまったりする，ゴミを拾う動作や草取り動作を繰り返す，機械の分解・修理を繰り返す，といった無目的な反復行動を指します．スウェーデン人司法精神医学者Rylanderによる造語で，アンフェタミン中毒者が呈する同様の反復常同行動を意味します．原語に忠実に発音すれば"プンディング"です．

さらに詳しく

若い人でレボドパを早期から始めない理由
レボドパを若い人に用いると，ウエアリングオフやジスキネジアなどの運動合併症を生じやすくなり，薬物コントロールが難しくなることがあるためです．

脳深部刺激療法：第Ⅲ章-3の，p62参照．

デバイス補助療法：第Ⅲ章-1-D，p43，第Ⅲ章-2-A，p49参照．

患者さんによく聞かれる Q&A

Q2　急に動けなくなることがあります．どうしたらよいですか？

　薬が切れる時間帯に動けなくなる場合（ウエアリングオフ）は，薬を内服する時間を調節したり，他の薬剤と組み合わせて調整をすることで改善できるかもしれません（第Ⅴ章-3，p85 参照）．

　時間帯に関係なく動けなくなる場合（オン・オフ現象）は，いままでは薬剤調整だけではなかなか改善しなかったのですが，最近注射薬（アポモルヒネ［アポカイン®］）が開発されて使用できるようになりました．主治医に相談してみましょう．　　　　　　　　　　（武田　篤）

Q3　腰が曲がって困ります．よい対処法はないですか？

　パーキンソン病では全体的に腹筋の緊張が背筋よりも強くなる結果，前傾姿勢をとりがちになり，腰が曲がってしまう患者さんが多いようです．十分な薬物療法を試すことが第一歩ですが，それとともにストレッチ，背筋を鍛える目的の理学療法が効果的です．座っている時や立っている時も，常に背筋に力を入れて姿勢を正すように意識します．ただ無理な運動療法は危険ですので，主治医への相談が必要です．　　　　　　　　　　　　　　　　　　　　　（武田　篤）

Q4　積極的に運動すべきでしょうか？

　本人の年齢や体力に見合った運動や健康管理を心がけるようにして，けっして無理をしないようにしましょう．病気があるからといって，日常生活に自ら制限を設ける必要は一切ありません．しかし病気とのつき合いが長くなるにつれ運動機能は低下していることがありますし，年齢が進んで体の支持組織にも衰えが現れてきます．運動しなければと無理をすると，転倒や外傷性のトラブルが増え，かえって運動できなくなったりと逆効果になることもあります．専門家の指導のもと，正しいリハビリテーションの方法を身につけるようにしましょう（第Ⅳ章，p70）．　　　　　　　　　　　　　（前田哲也）

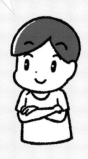

次は非運動症状について
学んでいこう

2 精神症状・認知機能障害

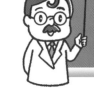

ここがポイント！

① パーキンソン病は運動症状のみでなく，自律神経症状や精神症状，認知機能障害などの非運動症状を呈する全身病です

② 精神症状や認知機能障害は本人のみならず，介護者の負担にもなります

③ 薬剤が症状を悪化させることもあり，注意が必要です

　パーキンソン病では運動症状以外にも幻覚・妄想，うつ，認知機能障害，睡眠障害，感覚障害など，さまざまな非運動症状がみられ，患者の生活を障害します．これらのうち，精神症状や認知機能障害は認知症，幻覚・妄想，うつ，意欲減退（アパシー），不安，パニックなどを含み，患者を介護する家族の生活の質（QOL）にも悪影響を及ぼします．動けないのは介助できても，いらいらしたり，怒ったり，妄想的解釈を突きつけられるのがつらいと訴える家族がしばしばです．

Ⓐ 幻覚・妄想

1）どのような症状か

　パーキンソン病患者は幻視や妄想を訴えることがあります．一般的には幻覚（幻視，幻聴，幻触など）が20～40％，妄想が5％程度と考えられています．重症化とともに目立ち，進行例では50～70％にこれらの症状が出ます．多い症状は錯覚，パレイドリア，幻視で，軽症例では何者かが背後を通り過ぎるか居る気配，もうすこしはっきりしてくると見知らぬ人の影，親族の顔や姿，虫か動物がみえるようになります．昆虫や蛇がうごめく姿など，動きを伴った幻視を訴えます．壁のシミやカーテンのひだが，意味ある人や物にみえるパレイドリアもしばしばです．家の中に見知らぬ人が居る（幻の同居人；実態的意識性）との訴えもあります．会話が聞こえる幻聴，筆で足を擦られたり，虫が這う幻触や，幻臭も訴えられます．幻触やお腹の中をえぐられる，脳が溶けるなどの妄想がかった感覚異常を併せて体感幻覚と呼ぶこともあります．幻覚は通常，夕方以降に顕著となります．妄想には物盗られ妄想，被害妄想の他，嫉妬妄想も訴えられます．家族が偽物にす

非運動症状：第Ⅱ章−1の表2，p19参照．

さらに詳しく

家族が"困る"症状
アンケートからはうつ，物忘れ，幻覚・妄想，易怒，易興奮などの認知，精神症状は，患者本人の自覚（付録4の図2，p128参照）以上に介護者である家族の負担になっている現状（付録4の表1，p128を参照）がうかがわれます．

さらに詳しく

錯覚
実際とは異なって知覚される．
パレイドリア
実際とは異なって知覚されるが，実際にはそうでないと判断できる（カーテンレールが蛇に見えるなど）．
幻視
対象がないのに見える．

り替わっていると訴える誤認妄想（カプグラ［Capgras］症候群；替え玉妄想）もみられます．ものが二重に見えるとの訴えもありますが，幻覚というより眼球運動の障害を考えます．

2）原因は何か

　これら精神症状を生じやすくする要因として，高齢，症状進行，認知機能低下，薬物などが挙げられます．加齢に加え，パーキンソン病の進行による中枢神経系機能低下，特にアセチルコリン系の障害が主要因と考えられます．また，パーキンソン病治療薬の追加，増量による悪化もあります．これらの薬はドパミンやセロトニン系を過剰に刺激し，あるいはアセチルコリン系の働きを阻害して知覚と判断など脳の働きの連携を乱し，精神症状を引き起こすと考えられます．感冒薬，頻尿治療薬，精神安定薬も中枢神経系の働きを抑える場合があり，精神症状の誘因になります．何か新しく薬を変えた直後に異常を生じた場合には，薬をもとに戻すのがよいでしょう．さらに，発熱，感染症，脱水など身体の不調，入院や転居などの環境変化，配偶者の死などのストレスも精神症状の誘因になります．

3）どのように対応するか

　治療には前述の要因に配慮した対応が必要であり，早期改善にも役立ちます．誘因がなく，徐々に出現するようになった場合は異常と自覚でき，苦痛もなければ放置可能です．治療には中枢神経系の障害を助長する作用の強いパーキンソン病治療薬から減量，中止します．一方的に減量，中止すると動けなくなり，生活の質が低下してしまいます．そこで，精神症状を悪化させにくいレボドパを増量して運動改善効果を補います．アセチルコリン系機能を高めるコリンエステラーゼ阻害薬などの抗認知症薬を併用してよい効果が得られることもあります．十分な効果が得られなかったり，緊急対応を要する場合には抗精神病薬を追加します．抗精神病薬はしばしば歩行や嚥下障害などの運動症状を悪化させたり日中の眠気を強めるため，これら副作用に注意を払いつつ使用します．漢方薬である抑肝散も，幻覚や興奮しやすさを改善する場合があります．

4）家族・介護者へのアドバイス

　幻覚を訴える患者に対して，家族や介護者はどう対応すればよいのでしょうか．幻覚を真っ向から否定するより，まずは一緒に幻覚の有無を確認したり，話をそらしたり，話題を変えるのがよいでしょう．患者自身が幻視とわかって客観視できている場合はそのまま経過をみます．いろいろな対応方法を試しても改善せず，本人が幻覚，妄想を固く信じ，日常生活に支障が出る場合は，「私にはみえないけど本当なら大変．調べてみるよ．みんなでなんとかするから心配しないで」と話題をそらします．そうしておいて主治医と相談します．「泥棒がきている」と外に飛び出したり，警察に電話を繰り返すなど，行動化が目立つ場合は入院も含めた早急な治療が必要です．嫉妬妄想や誤認妄想では家族が妄想対象と

さらに詳しく

アセチルコリン
神経伝達物質の1つで，主に副交感神経や運動神経の末端で働きます．脳内では記憶や注意にも関連します．アルツハイマー病での低下が知られていますが，パーキンソン病でも同様に低下しています．

セロトニン
神経伝達物質の1つで，ドパミン，ノルアドレナリンなどを制御したり，精神を安定させる働きを持ちます．

さらに詳しく

幻覚・妄想への対応方法
幻覚は夕方以後，暗くなると出現しやすくなるので，部屋を明るめに保つのがポイントです．実際に認識しているので頭ごなしに否定しても不信を増すのみです．幻覚でみえる虫や蛇を怖がる場合は，近づいて目を凝らしてよくみると，実は単なる壁のしみだと本人が気づくこともあります．触ってみるのも確認法の1つです．ごはんの虫を気にする場合はゴマやフリカケを除きます．デイサービスなどで日中の活動を増やすことで改善することもあります．

なるため，指示に従ってくれず，家族による対応が困難となります．妄想対象外の家族や信頼のおける知人，医療関係者に説得してもらうのも1つの方法です．

Ⓑ うつ

1）どのような症状か

　パーキンソン病のうつは，レム睡眠行動異常症（寝言，寝ぼけ），便秘，痛み，嗅覚障害などと並び，しばしば運動症状より先に出現することが知られています．元気が出ない，意欲が出ない，楽しみが感じられないなどの症状が先に生じるため，心療科や精神科を受診し，うつ病の治療を受けている患者も少なくありません．意欲がなくなり，楽しみが感じられなくなる症状が強いことが特徴です．一般のうつで訴えられる憂うつな気分，つらい気持ち（悲哀感），死にたくなる気持ち（希死念慮）やイライラ（焦燥感，激越）は目立ちません．進行した患者では，1日の中でもパーキンソン病治療薬の効果が減弱するウエアリングオフを生じるようになります．このオフ時に限局して憂うつになったり，不安，動悸，胸内苦悶感が高まる場合もあります．

2）原因は何か

　このうつは通常の抗うつ薬があまり効かないため，スルピリド等ドパミン系を抑える薬が使われ，パーキンソン症状が悪化，顕在化して脳神経内科受診に至る場合があります．ドイツの医師 Heiko Braak 先生はパーキンソン病の病変が中枢神経系では延髄から脳に向かって徐々に上行する仮説を提唱しました（図1）．半数以上の患者ではこれがあてはまると考えられています．この仮説に従うと，

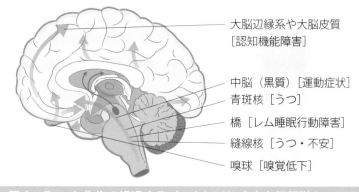

　大脳辺縁系や大脳皮質　[認知機能障害]

　中脳（黒質）[運動症状]
　青斑核 [うつ]
　橋 [レム睡眠行動障害]
　縫線核 [うつ・不安]
　嗅球 [嗅覚低下]

図1　Braak 先生の提唱するパーキンソン病変上行仮説と，いくつかの症状の責任病巣

半数以上の患者はこのような経過を示す．自律神経障害はこれらにさらに先行する．ただし，うつの原因は一様でなく，他にもさまざまな責任部位，要因が想定される．

🖉レム睡眠行動異常症：
第Ⅱ章−1の🖉，p19 参照．

さらに詳しく

嗅覚障害
においの判別がわかりにくく，味覚の変化が現れることもあります．第Ⅴ章−1の🖉，p81 参照．

🖉ウエアリングオフ：
第Ⅴ章−3，p85 参照．

🖉うつの対処法：第Ⅲ章−4，p65 参照．

レム睡眠行動異常を引き起こす責任病変の1つは橋，うつを引き起こしうる部位の1つである縫線核（セロトニン系の起始核）や青斑核（ノルアドレナリン系の起始核）も橋を中心に脳幹部に分布しており，運動症状の原因となる中脳（黒質）よりも先に障害されます（図1）．睡眠の障害やうつが先に出現するわけが理解されます．この他にもドパミン，アセチルコリン系などの脳内神経系の変性，脱落や，難病にかかったというストレスもパーキンソン病患者のうつに関与する可能性があります．

Ⓒ 意欲減退（アパシー）

　意欲減退はうつで生じることもありますが，うつとは別にも生じます．意欲減退は患者の生活の質をもっとも障害する非運動症状とする報告もあります．

1）どのように対応するのか

　うつで生じる場合は前述のように，パーキンソン病に伴ううつへの対処を行います．そうでない場合，コリンエステラーゼ阻害薬，NMDA（*N*-メチル-D-アスパラギン酸）受容体拮抗薬などの抗認知症薬が有効なことがあります．運動やリハビリテーション，デイサービスなどの活動でも意欲低下の改善が期待できます．

2）家族・介護者へのアドバイス

　自発的に活動する意欲が出ないわけですから，デイサービスなどを利用して周囲の人が励まし促すか，家族が励ましたり一緒に行動してあげることが大切です．

Ⓓ 認知機能障害

1）どのような症状か

　パーキンソン病患者は物忘れ，判断力や理解の障害など，認知機能の低下を生じやすくなっています．アルツハイマー病患者と比べて物忘れは軽くても，理解，判断力の障害が目立ちます．日によって，あるいは1日のうちでも障害度が変動しやすいのも特徴の1つです．最近，嗅覚の障害がある患者で認知機能障害が進行しやすい傾向にあることが報告されました．認知機能障害が進行すると幻覚，妄想などの精神症状や意欲減退（アパシー），リハビリ拒否，日中の過眠も目立つようになり，運動症状の悪化も伴うとますます介護が困難となり，生活の質が劣化します．

🖋認知機能障害の対処法：第Ⅲ章−4, p66参照.

Ⓔ 行動障害

1）どのような症状か

　パーキンソン病では治療薬によって行動障害を生じることがあります．この行動障害には衝動制御障害，レボドパ渇望（ドパミン調節障害症候群），反復常同

🖋反復常同行動：第Ⅱ章−1の🖋, p21参照.

行動✎（punding）が知られています．衝動制御障害とは病的賭博，性欲亢進，買いあさり（乱費乱買），むちゃ食い（病的過食），ネット依存などの異常を指します．レボドパ渇望の結果必要量を超えてレボドパを服用し，情動の異常や衝動制御障害を生じた状態をドパミン調節障害症候群（dopamine dysregulation syndrome；DDS）といいます．punding は同じ行動の無意味・無目的な反復です．

2）原因は何か

　性格や環境要因に加え，薬物によるドパミン系の刺激，特に報酬系に関係する中脳辺縁系の刺激が誘発すると考えられています．ドパミン調節異常症候群はジスキネジアと同様，レボドパの過量反復服用で生じやすくなります．

　誰にでも生じるのではなく，衝動制御障害の場合は若年発症で新奇性追求性格（新しいもの好き，進取の気質）の男性で，ドパミンアゴニストを服用中の患者に起きやすいようです．ギャンブルで家族の知らぬ間に借金を抱え込んだり，性的問題を生じてしまいます．

3）どのように対応するのか

　対応として，ドパミンアゴニストの減量，中止が奏効することもあります．危険因子を持つ患者では予防のため早期から薬剤の選択や用量に配慮します．レボドパ渇望に対してはウエアリングオフの改善，レボドパ過量服用の制限が重要です．

4）家族・介護者へのアドバイス

　患者には通常，問題行動との自覚はありません．パーキンソン病やその治療薬が原因と思わないまま，経過することがあります．徴候があれば，社会や家庭で問題化する前に，早めに主治医に相談する必要があります．

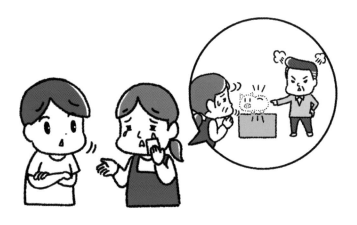

ときには医療関係者から患者さんに説明するのも１つの方法
家族の話に耳を傾けよう

3 自律神経症状

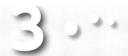

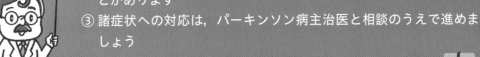

ここがポイント！

① 便秘，頻尿，失禁，立ちくらみ，血圧上昇，発汗過多，逆流性食道炎，腹部膨満感，陰萎，下腿浮腫，しもやけ（凍瘡），体重減少など，さまざまな自律神経症状を生じます

② 頻尿治療が認知機能に影響したり，下腿浮腫への対応が思わぬ血圧低下を招くなど，ある症状への対応が別の症状を悪化させることがあります

③ 諸症状への対応は，パーキンソン病主治医と相談のうえで進めましょう

　自律神経症状には消化器症状（唾液分泌障害，便秘，逆流性食道炎，腹部膨満感，イレウス），排尿障害（頻尿，失禁，排尿困難），心血管機能症状（起立性低血圧），発汗障害，性機能障害，体重減少などがあり，いずれも頻度の高い非運動症状です．前項で登場した Heiko Braak 先生はパーキンソン病の病変がまず末梢の自律神経系に始まり，その後上行して中枢神経系にいたる可能性を指摘しています．これによると，自律神経障害はもっとも早期にみられる症状といえます．たとえば便秘は，運動症状よりもしばしば 5 年以上も前から出現します．心臓に分布する末梢性の自律神経機能は MIBG 心筋シンチグラフィという検査で調べますが，これも早期から障害されることが知られています．ここでは，これらパーキンソン病に伴う自律神経症状について説明します．

📝 非運動症状：第Ⅰ章－2の図1（p6），第Ⅱ章－1の表2（p19）参照.

📝 MIBG 心筋シンチグラフィ：第Ⅰ章－2の📝，p9 参照.

消化器症状

1）原因は何か

　消化器症状は排尿障害と並び，頻度の高い自律神経症状の 1 つで，便秘が代表です．米国の Robert Abbott 先生らはハワイ在住の日系人を長期にわたって健康調査し，便秘のある患者はパーキンソン病を発症する率が高いことを報告しました．便秘を訴える人の中に，パーキンソン病に伴う病的変化がすでに始まっていて便秘症状が出ていても運動症状は生じていない段階の人が一定人数含まれることを示しています．亡くなった人の病変を詳しく調べた報告では，食道下部を

中心に，胃，小腸，大腸の神経にもパーキンソン病特有の神経障害が拡がっています．神経障害の結果，便秘，腹部膨満感，逆流性食道炎などが出現するのです．

2）どのように対応するのか

　消化管の動きが悪いことへの対応には少量の食物を頻回にとること，便秘に対しては運動と十分な水分補給，そして繊維分の多い食物を摂取するのがよいとされています（Q5，p32参照）．逆流性食道炎では食後も30分は座ったまま過ごすことが勧められます．

　薬では酸化マグネシウム，ルビプロストン，ポリエチレングリコール，リナクロチド，エロビキシバット，刺激性下剤であるセンナ製剤，漢方薬などが使われます．酸化マグネシウムは高マグネシウム血症やレボドパの吸収を悪くする場合があります．また，レボドパとくっついて黒色のキレートを作り，舌が黒くなることがあります．刺激性下剤は連用により下痢や便秘を繰り返しやすくなったり大腸黒皮症を生じて消化管機能を低下させるため，便秘時の屯用にとどめる方が無難です．

　便秘は抗パーキンソン病薬の吸収低下により運動症状を悪化させたり，イライラなどの精神症状を引き起こします．また，イレウスを招くこともあります．3日に1度は浣腸してでも出すよう，排便コントロールは体調維持にとても大切です．

Ⓑ 排尿障害

1）どのような症状か

　排尿障害では，蓄尿，排出の障害が生じえますが，特に蓄尿障害が主です．膀胱が十分に拡張しなくなるので尿を貯められません．このためすぐトイレに行きたくなったり，間に合わず失禁してしまいます．特に夜間に顕著で，極端な場合は30分おきにトイレ通いし，睡眠不足になることもあります．また，そのたびに起こされる介護者にとっても負担です．

2）どのように対応するのか

　治療には膀胱容量を拡大させる抗コリン薬を用います．β_3アドレナリン受容体刺激薬も有効です．抗コリン薬と比べて，便秘，口渇，排尿困難などの副作用より軽度です．水分は午前中しっかり摂取し，夕方以後は控えるように工夫します．

　尿が出切らず，残尿が多い場合には，膀胱括約筋を緩めて排出を促すよう，αアドレナリン受容体遮断薬を投与します．血圧低下を生じることがあるので注意が必要です．

Ⓒ 心血管機能障害

1）どのような症状か

　主として起立性低血圧，食事性低血圧が問題となります．重症例では起立時，

✎ さらに詳しく

腹部膨満感
お腹が膨れている，苦しいといった症状です．暴飲暴食，消化管の機能障害や便秘，ガスなどが原因です．ひどい便秘や膨満感が続く場合は，がんなどの重大な病気が隠れている可能性もあるので注意が必要です（Q9，p34参照）．

逆流性食道炎
酸性の強い胃酸や十二指腸液，消化途中の食べ物が食道に逆流して，食道の粘膜に炎症を起こすことをいいます．

キレート
薬剤や食事に含まれる金属イオンとある種の薬の成分と結合した状態で，こうなると腸からの吸収ができなくなります．

大腸黒皮症
大腸メラノーシスとも呼び，主に大腸の粘膜にメラニン様色素が沈着して大腸粘膜の表面が黒くなっており，便秘の重症化を引き起こします．

✎ さらに詳しく

β_3アドレナリン受容体刺激薬
ミラベグロン［ベタニス®］が2011年に保険適用となりました．膀胱平滑筋にあるβ_3アドレナリン受容体は膀胱を弛める機能を担っています．ミラベグロンはこの働きを刺激して尿を貯める作用を持ちます．同効薬ビベグロン（ベオーバ®）も発売されました．

✎ 起立性低血圧：第Ⅰ章-2の（p6），第Ⅲ章-2（p54）参照．

食事中に失神します．通常，ふらつきや失神の自覚は少ないのですが，起立試験を行うと高頻度に収縮期血圧の低下が 30 mmHg を超える異常血圧低下が検出されます△．ふらつき，失神のため運動訓練が障害され，転倒，外傷の原因ともなります．

2）どのように対応するのか

高血圧にも低血圧にもなりやすいパーキンソン病の特徴を理解したうえで血圧をコントロールすることが必要です．血圧上昇よりも失神するような"低血圧"を防ぐことを最優先します．この目的で昇圧薬を用いることがあります．塩分を多く摂取することも奏効します．他医から降圧薬を処方されていることもあり，チェックが必要です．

⚠️ **気をつけよう**

このような患者では，緊張時や臥床になると逆に血圧が上昇しやすくなっています．このため病院での検査でしばしば高血圧症と判定されてしまいます．このような例への安易な降圧薬使用は起立性低血圧を悪化させてしまいます．朝・夕の血圧を家庭で測定，記録すると参考になります．

Ⓓ 発汗障害

1）どのような症状か

パーキンソン病患者では drenching sweat（うだる汗）と呼ばれる著しい発汗を生じます．汗腺の支配神経や感覚神経にもレビー小体の出現を伴う変性がみられることが報告されています．下肢から進行すると考えられており，下半身での発汗が減った分，次は顔面や上胸部から多量に発汗すると考えられます．

2）どのように対応するのか

ウエアリングオフの時により発汗が目立つことが多く，その場合にはオフ時を改善する治療を試みます．

✏️ **さらに詳しく**

発汗
過剰な発汗のために一晩に2度も3度も下着の着替えが必要です．また，水分補給にも注意が必要です．

Ⓔ 流涎（よだれ）

1）どのような症状か

パーキンソン病患者はしばしばよだれが目立ちます．唾液分泌は減少しているのですが，自動的に嚥下されないために口腔内に貯留すると考えられています．

2）どのように対応するのか

十分な運動症状コントロールを心がけます．分泌を抑える抗コリン薬を朝のみ少量投与して改善が得られることがあります．止まらない場合，タオル，マスク，ティッシュペーパーなどで対応します（Q6，p33 参照）．

Ⓕ 末梢循環障害

1）どのような症状か

自律神経障害のため四肢冷感や紫色になる色調変化がしばしば生じます．気温の低下で容易にしもやけを生じてしまいます．

2）どのようにして対応するのか

防寒，保温が非常に大切です．末梢循環改善薬も有用です．

G 性機能障害

性機能障害は男女ともに生じます．男性の勃起不全にはシルデナフィル（バイアグラ®）やタダラフィル（シアリス®）が有用です．

覚えておこう！

● **これらはパーキンソン病そのもの，あるいは関連して生じた症状かもしれません──**
　　　　就寝中の叫び，うつ，もの忘れ，目のかすみ，複視，嗅覚障害，味覚異常，やせ，食欲不振，便秘，発汗，頻尿，ふらつき，腰痛，大腿部筋痛，しもやけ（凍瘡），手足の冷感など

● **「これもパーキンソン病の症状なの？」と思うくらい，パーキンソン病はいろいろな症状を生じます．** そして，ある症状への治療が他の症状を悪化させることもあります．うつを治そうとするとふらつきが悪化する，頻尿を治そうとすると口渇，便秘や物忘れが悪化するなどです．もちろん，頻尿で前立腺肥大，かすみ目で白内障，腰痛で腰椎の変形がみつかることもあります．すべてパーキンソン病のみで生じているわけではありませんが，緊急でなければまずパーキンソン病主治医に相談しましょう．

患者さんによく聞かれる

Q5 便秘と頻尿の対処法を教えてください．

便秘については，食事内容の工夫と適度な運動を心がけることが重要です．食事は食物繊維，なかでも水溶性食物繊維を多くとるようにします．水溶性食物繊維とは水の中でゲル状になる繊維で，こんにゃくや海藻類に多く含まれます．海藻を原料に作られる寒天もよいと思われます．これとともに，ぬか漬けやキムチなどの漬物類，ヨーグルトなど乳酸菌を含む食物を多くとるようにするとよいでしょう．治療薬としては便を軟らかくするための薬（機械的下剤），小腸の動きをよくする薬（小腸刺激性下剤），大腸を刺激して便意を催しやすくする薬（大腸刺激性下剤）などが用いられます．

頻尿も多い症状の1つです．パーキンソン病では膀胱が硬くなって尿が貯まりにくくなるので，治療としては膀胱を軟らかくする薬がよく用いられます．尿が近いからといって水分を控えるようにするとしばしば便秘が悪化したり，薬の吸収が低下して動きまで悪くなってしまいます．けっして過度の水分制限はしないように気をつけてください．

（武田　篤）

Q6 よだれのために外出できません．どうしたらよいですか？

唾液は常に分泌されて口の中を洗浄しています．余分な唾液は無意識のうちに誰でも飲み込んでいるのですが，パーキンソン病ではこの飲み込みの回数が減るために唾液が余ってくるように自覚すると考えられます．したがって，できるだけ意識して唾液を飲み込むようにするとよいのですが，飴を舐めたり，ガムを噛んだりするのも唾液を飲み込む助けになると思います．むし歯の予防のためにノンシュガーのものがよいと思います． （武田　篤）

Q7 発汗過多にどう対応すればよいですか？

発汗過多は生活の質（QOL）に悪影響を及ぼし，うつにも関連することが指摘されています．この症状は運動の日内変動に関係する場合と，手足の汗が出にくくなって体幹の発汗が亢進してしまう場合があります．運動の日内変動に関連する場合はオフ症状で発汗が増えてしまう場合と，オン時にジスキネジアの影響で発汗が増えてしまうことがあります．この場合は運動の日内変動の治療が大事になります．オフにならないようにうまくレボドパ製剤などパーキンソン病治療薬を内服することで発汗過多を予防できます．また，ジスキネジアが強い場合，オフの頻度が多い場合は内服のみで治療をすることが難しくなります．そのような場合は運動の日内変動の改善による発汗過多の抑制を目的として脳深部刺激療法も考慮してもよいかもしれません．また，手掌や腋窩の発汗過多にはA型ボツリヌス毒素の局所注射が有効ですが，体幹で広範囲な場合は投与が難しく適応とはなりません． （波田野琢）

Q8　毎日症状が違うのはどうしてですか？　季節によっても変わりますか？

　パーキンソン病の運動症状は主に脳内ドパミンの不足で生じますが，そもそも脳内のドパミン量は気分や体調の変化で大きく変動することが知られています．何か楽しいことがあったり，人前に出るなど，適度の緊張が加わったりすると，驚くほど動きがよくなったりします．反対に悲しいことや憂うつなことがあると動きが悪くなります．また薬の吸収も体調によって異なってきます．たとえば，便秘が続くと薬の吸収が悪くなり，効果が十分に発揮できません．一般に夏は水分が不足しがちで便秘も悪化することが多いため，全般的に動きが悪い患者さんが多いようです．こうした点では冬のほうが比較的安定することが多いのですが，特に雪国などで外出の機会が減ると，運動不足から動きが悪くなるので注意が必要です．明るい気持ちで毎日を楽しむようにして，規則正しい生活を送ること，適度な運動を続けること，便秘に注意すること，などで症状の変動は多少予防できるはずです．

（武田　篤）

Q9　食欲はあるのですが，すぐ満腹になって食事がとれません．どうしたらよいですか？

　病気に伴う消化管の自律神経障害により，胃や腸の動きが悪くなっています．食べ物が胃から腸にスムーズに送られず停滞し，食道への逆流もしばしばです．暴飲，暴食，早食いを止め，脂肪分や刺激物の少ない，消化のよい食べ物を選びます．食物を少量ずつ頻回に食べる，胃や腸の動きをよくする薬を飲むのも一法です．前かがみの姿勢，腹部を締めつける衣服やベルトの改善，肥満解消なども併せて工夫します．

（柏原健一）

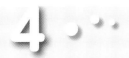

その他の非運動症状

ここがポイント！

① パーキンソン病患者さんでは夜間の睡眠障害，日中の覚醒障害など，ほぼ全例に睡眠障害を認めます

② 睡眠障害はその背景となる原因を検討したうえで適切に対応するとよい改善が得られます

③ 日中過眠には中枢病変進行とパーキンソン病治療薬とが関与しており，ドパミンアゴニストを中心に薬剤変更を考慮します

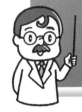

A 睡眠障害

詳細に検討すると，パーキンソン病患者のほぼ全例に睡眠障害があります．大きく分類すると，眠れなかったり，途中で目が覚めてしまう「睡眠障害」と，昼間でも不適切に寝てしまう「覚醒障害」に分けられます．

1）睡眠障害にはどのように対応するのか

睡眠の障害には入眠障害，中途覚醒，寝言や寝ぼけの目立つレム睡眠行動異常症，入眠時に下肢がむずむずしてじっとできない下肢静止不能症候群（レストレスレッグズ症候群），睡眠時無呼吸，周期性四肢運動異常症（手足のピクツキ）などがよくみられます．中途覚醒の原因には睡眠維持機構の障害に加え，夜間頻尿や就寝中に運動症状が悪化し，寝返りなどによる動きができなくなることによって生じる疼痛も原因となり，背景に応じた対応が必要です．多い原因は夜間頻尿です．前項の頻尿対処法を参考にしてください．就寝中や中途覚醒時の運動障害による不眠を防ぐため，寝る前に長く作用が持続する抗パーキンソン病薬を飲むこともあります．「とにかく途中で目を覚まさない」ようにするため，睡眠薬を使うのも一法です．レム睡眠行動異常症は夜間叫んだり動き回るため，幻覚や認知症と間違われます．目を覚ますとこれらの異常が正常化するのが鑑別のポイントです．治療にはクロナゼパムを使います．レストレスレッグズ症候群には眠前のドパミンアゴニスト追加がしばしば有効です（Q11，p38 参照）．

睡眠障害：第Ⅴ章－4，p87 参照.

さらに詳しく

入眠障害
寝つきが悪く入眠まで30分以上かかり，それを苦痛に感じている場合をいいます．
中途覚醒
眠りに落ちても，何度も途中で目が覚めてしまう症状のことです．

レム睡眠行動異常症，レストレスレッグズ症候群：第Ⅱ章－1の，p19 参照.

頻尿対処法：第Ⅱ章－3，p30 参照.

2) 覚醒障害にはどのように対応するのか

　覚醒障害では，日中過眠 と突然寝入る突発的睡眠 が問題となります．いくら動く能力はあってもデイサービスで皆が活動している片隅でうとうと寝ていたら動けなくなってしまいます．高齢，症状重症化，認知機能障害，男性，日中の活動性が低い人などに生じやすい症状です．パーキンソン病治療薬，特にドパミンアゴニストは過眠を生じやすいため，生じた場合は薬の中止，変更を考慮します（Q12，p38 参照）．睡眠薬の作用が持ち越したり，精神安定薬が悪影響を及ぼしていることもあり，薬物の見直しが必要です．デイサービスや社会的活動に参加したり，散歩に連れ出すのも過眠改善に役立ちます．昼寝も改善法ですが，30 分以内とします．

　突発的睡眠は日中過眠のある人に多いのですが，まったくない患者にも生じる場合があります．多くはパーキンソン病治療薬で生じます．このため，特に非麦角系ドパミンアゴニストを服用している場合は車の運転，高所作業，危険作業を行ってはいけません．

Ⓑ 疲　労

　パーキンソン病の患者は疲れやすさ を訴えます．運動症状やうつとは別に生じることもあります．うつや運動症状も疲労の背景になりますが，それ以外のパーキンソン病に特有な機序も想定されており，今後の原因解明に期待がかかります．

Ⓒ 感覚障害

　疼痛 も多くみられる障害の 1 つで，特に患者にとって苦痛な非運動症状の代表です．腰痛の他，四肢の筋肉痛やしびれも多くみられます．ドパミンの枯渇により痛みを感じやすくなる中枢性要因の他，姿勢が悪いために痛みを生じる骨格系要因，ジストニア のような治療と関連した筋緊張異常による痛みなど，さまざまな要因があります．腰椎の変形や圧迫骨折など，明らかな原因がなく，オフ時に悪化する場合はパーキンソン病の病態に由来した疼痛と考えます（Q11，p38 参照）．

1) どのように対応するのか

　パーキンソン病の病態に由来した疼痛の場合は，パーキンソン病治療の強化が疼痛緩和に有用です（Q10，p37 参照）．原因によらず，改善しない慢性疼痛には鎮痛薬，神経痛改善薬プレガバリン（リリカ®）, 中枢作用性慢性疼痛改善薬（トラマドール［トラムセット®］，各種抗うつ薬）を併用します．苦痛が強い場合に，電気刺激による疼痛治療である硬膜外脊髄刺激 を行うこともあります．

さらに詳しく

日中過眠
十分に眠ったつもりでも日中に注意力を保てなかったり，起きていられずに居眠りや寝てしまう症状です．食後の居眠りやテレビを見ていて眠り込んでしまうことがよくあります．

突発的睡眠
予徴なく突然眠り込む症状です．失神に間違われることもあります．第Ⅲ章-2，p55 参照．

さらに詳しく

疲れやすさ（易疲労）
パーキンソン病の症状としてあまり知られていません．しかし，筆者らのアンケートでは非運動症状の中でもっとも自覚の多かった症状です（付録 4 の図 2，p128 参照）．「疲れる」「疲れやすい」などの訴えは疲労症状によるものです．

疼痛：付録 4 の表 1，p128 参照．

ジストニア：第Ⅱ章-1の，p21 参照．

さらに詳しく

プレガバリン（リリカ®）
副作用の 1 つに体重増加があり，服用を続けるうえで必要な検査に"定期的な体重計測"が挙げられています．

Ⓓ 体重減少

　パーキンソン病患者は体重が減少します．原因には大きく，①食欲低下，咀嚼・嚥下障害，消化管機能障害によるエネルギー吸収障害と，②振戦，不随意運動，筋強剛，自律神経障害などによるエネルギー消費亢進があります．運動障害に気づく前から体重減少を生じていることがしばしばです．初期の体重低下は治療開始後，ある程度回復します．栄養障害は身体の抵抗力を悪くし，感染症や褥瘡の原因にもなります．

1）どのように対応するのか

　軽症例では運動症状の十分な治療で体重減少が改善します．吸収障害に対しては，高カロリー食を少量ずつ，頻回に摂取するよう心がけます．他の病気のためにやせることもあるため，主治医に相談するようにしましょう．

Ⓔ 下腿浮腫

　パーキンソン病患者は頻繁に下腿のむくみを生じます．むくみはパーキンソン病治療薬の副作用として生じることが多いのですが，運動症状による運動量の減少も影響します．悪化するとさらに発赤，疼痛が加わり，歩行が障害されます．

1）どのように対応するのか

　生じた場合，まず，心臓や腎臓に異常がないこと，薬剤誘発による漿膜線維症のないことを確認します．これらがなければ必要に応じて治療薬，特にドパミンアゴニストを変更，中止します．利尿薬も有用ですが，血圧低下に注意が必要です．

患者さんによく聞かれる

Q10　肩や腰が痛む時，よい治療方法はないでしょうか？

　　痛みはパーキンソン病患者さんで特に多い悩みです．ドパミンが不足することも痛みを増強すると考えられていますから，まずはパーキンソン病治療薬を十分に試すことが大事です．それでも改善しない場合は痛み止めを使用することになりますが，飲み薬や座薬は使用量が増えると胃腸に負担がかかることがありますので，注意が必要です．こうした点で湿布や塗り薬などの外用剤のほうが安全と考えられます．マッサージや鍼灸なども有効である可能性がありますが，十分な医学的根拠があるわけではないことに注意する必要があります．（武田　篤）

さらに詳しく
硬膜外脊髄刺激療法
電気刺激を発生させる器械を，腹部や鎖骨の下の皮膚の下に埋め込んで，その発生器からの電極を脊髄に差し込み，電気を流して痛みを和げます．

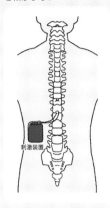

刺激装置

さらに詳しく
高カロリー食
食欲の改善に加え，カロリーの高い炭水化物の2割増し摂取が合理的です．

さらに詳しく
下腿浮腫
皮下組織に体液が貯まった状態で，下腿の脛骨の上を指で押すとへこみができれば浮腫を疑ってください．外側のくるぶしや足背も浮腫を生じやすい部位です．第Ⅲ章−2，p55参照．

Q11 下肢がしびれたり，痛んで困ります．よい対処法を教えてください．

まず，腰椎の変形や椎間板ヘルニアによる神経痛の可能性がないか MRI などのチェックが必要です．これら腰椎症がある場合はコルセットの使用による矯正や，神経痛を和らげる薬が有効です．変形が強く神経を圧迫している場合は，手術が必要になる場合もあります．特に夜間に目立ち，脚を動かすことで症状の改善が得られる場合は，レストレスレッグズ症候群（むずむず脚症候群）の可能性があり，パーキンソン病治療薬でもあるドパミンアゴニストが効くかもしれません．最近，レボドパを長期に使用していると末梢神経に障害が生じる場合があることが示唆されています．こうした場合のしびれにはビタミン B_{12} が有効と考えられます．いずれの場合も主治医に相談することが重要です．　　　　　　　　　　　　　　　　　　　　　　　（武田　篤）

Q12 薬を飲むと眠くなります．何かよい方法はありますか？

パーキンソン病の薬，特にドパミンアゴニストは睡眠リズムを障害し，あるいは直接眠気を引き起こすことがあります．止めると動きにくくなるため，減らすか，別の薬に替えてみます．頻回のトイレ通いや痛みのために夜間十分眠れていない場合は，その改善も併せて工夫します．薬で動きがよくなっても，そのために眠り込むようでは利益がありません．主治医とよく相談しましょう．　　（柏原健一）

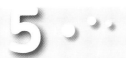

5 合併身体疾患

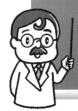

ここがポイント！

① 骨折や誤嚥性肺炎は進行期の患者さんに高率に合併します

② 寝たきりや嚥下不能に陥るきっかけとなります

③ 予防には，日頃からのリハビリやとろみ食など食事形態の見直し，
　手すり設置など住環境整備が必要です

　パーキンソン病進行期にはしばしば骨折や誤嚥性肺炎を合併します．これらが生じると一時期でも運動や嚥下ができなくなり，そのまま症状が固定してしまうことがあります．その予防や対応も心得ておくことが望まれます．

A 骨　折

　骨折はパーキンソン病そのものの症状ではありませんが，進行すると高頻度に生じます．軽症時は防御姿勢がとれるため，手や上肢の骨折が多く，進行期には大腿骨頸部骨折が増えます．大腿骨頸部骨折により寝たきり生活を強いられると，一気に運動症状が悪化します．転倒予防がもっとも重要です．適応があれば骨粗鬆症の治療を行います．

骨折：第Ⅱ章－1の ，p19 参照.

転倒予防：第Ⅴ章－2，p83 参照.

B 誤嚥性肺炎

　進行して嚥下障害が悪化すると，誤嚥性肺炎を反復するようになります．骨折と同様に寝たきり状態をつくり，動かないため筋が衰え，力が出なくなる廃用症候群を招きます．嚥下能力はいったん障害されると改善しがたく，胃瘻造設の契機となります．予防には，投薬による嚥下機能改善がもっとも望まれますが，進行期には薬効が乏しく改善困難です．これに対し，やわらかい食事やとろみをつけた飲み物など，食事形態を検討します．また，リハビリテーションによる嚥下機能の改善を目指します．

　口腔ケアにより口腔内を清潔に保ち，口腔内細菌を減少させることも重要です．歯牙に異常があれば，歯科治療，義歯調整を行います．栄養状態や認知機

廃用症候群：第Ⅳ章の ，p70 参照.

胃瘻造設：第Ⅴ章－7，p93 参照.

食事形態：第Ⅳ章の図2，p76 参照.

嚥下機能の改善：第Ⅳ章 (p74-75)，第Ⅴ章－5 (p89) 参照.

能，特に意欲の改善にも心がけます（Q13，p40 参照）．

C 薬剤による身体合併症

　パーキンソン病治療薬による身体への副作用として悪心，便秘，下痢などの消化器症状，肝障害，頭痛，起立性低血圧などがしばしば生じます．薬物使用開始時には特にこれらへの注意が必要です．

　一方，パーキンソン病治療薬に特有の副作用 としては心臓弁膜症，漿膜線維症（胸膜炎，後腹膜線維症），下腿浮腫，網様皮斑 などがあります．心臓弁膜症は麦角系ドパミンアゴニスト（カベルゴリン，ペルゴリド）を一定量以上服用している場合に生じることがあり，使用時には定期的に心エコー検査をする必要があります．

患者さんによく聞かれる **Q&A**

Q13 むし歯になりやすくて困ります．予防する方法はありますか？

　パーキンソン病の患者さんは唾液の減少や運動障害・意欲低下などにより十分な口腔ケアができなくなり，歯周病やむし歯が進行し，歯を失う確率が高まります．予防には毎食後の歯磨きが基本です．その際，握りやすい歯ブラシ・電動歯ブラシ・音波歯ブラシなど，使いやすいものを選びましょう．Hoehn & Yahr Ⅳ度以上では家族，介護者による手助けも必要です．普段からかかりつけの歯医者さんを持ち，定期的にメンテナンスを受けましょう．早期からの予防が何より大切です．

（柏原健一）

Q14 薬を飲み込みにくいのですが，どうしたらよいですか？

　嚥下障害が進むと，服薬が難しくなります．薬で改善すればそれが一番よいのですが，そうでない場合は少量ずつ小分けに飲みます．すこし上を向くと飲みやすいと思います．もっとも大切なレボドパ製剤は少量のお湯に入れて懸濁してから飲むことができます．食前のほうが吸収がよいため，レボドパだけでも食前に内服し，動きをよくしておいてから他の薬も飲む方法があります．その他，粉にしてヨーグルトやアイスクリームと一緒に食べる方法もあります．また，服薬補助ゼリーが市販されていますし，貼付薬に変更することもあります．

（柏原健一）

さらに詳しく

口腔ケア
ブラシの柄を細工し磨きやすくするなど自力清掃に努めます．う歯，歯周病予防目的で歯や歯肉をブラッシングします．味覚障害の原因となる口腔カンジダ症を予防するため，舌もブラッシングします．症状が進行したら介助が必要となります．口腔周囲の筋肉はこわばっているため，まず口唇や頬のストレッチをし，筋肉をほぐしてから道具を口に入れるようにします．乾燥している場合は，ガーゼで口腔内を濡らします．清掃後のうがいでは誤嚥に注意し，布で拭き取る，機械で吸引するなど行います．

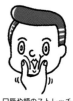

口唇や頬のストレッチ

パーキンソン病治療薬の副作用：第Ⅲ章−2，p53 参照．

さらに詳しく

網様皮斑
末梢循環障害の症状の1つで，主に下肢に赤紫色の大きな網目状の模様が現れる症状をいいます．

第Ⅲ章

パーキンソン病の治療

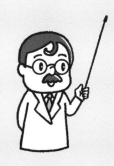

1 運動症状の治療の基本的な流れ

ここがポイント！
① パーキンソン病治療は発症早期と進行期に分けて考えましょう
② 患者さんごとに障害の程度や症状は異なるので治療も違います
③ パーキンソン病の治療は薬物療法が中心です

Ⓐ 運動症状で受診するのは…

　パーキンソン病治療は薬の種類も多くて複雑ですが，病気が始まってまもない発症早期と進行期に分けて考えると理解しやすくなります．

　実際のパーキンソン病の主な症状は前章に述べられているとおりです．しかし，ほとんどの患者は手のふるえや身のこなしの悪さ，歩きにくさなどを自覚しても，すぐには病院を受診しないことが多いようです．病初期であるためまだ不自由を感じていないからとか，どこに受診したらよいものかわらないからとか，理由はさまざまです．中には受診を躊躇し悩んでいる患者もいることでしょう．しかし，やがて日常生活動作や仕事に支障をきたすような状態になると，病院あるいは専門医への受診を考えるようになると思います．こうした症状のほとんどは身のこなしに関連した症状，すなわち運動症状であることが一般的です．おそらく患者が脳神経内科医のもとを訪れるときには，すでに何らかの治療が必要な運動症状があるものと予想されます．もっとも，症状が軽いうちに自ら気になって受診した場合にはパーキンソン病と診断されてもすぐに治療を要しないこともあります．

　障害の程度や受診当初の症状は患者一人ひとり異なりますので，開始時の治療は異なることが普通です．

Ⓑ まず，どのような治療を行うのか

　パーキンソン病治療は薬物療法が中心です．非常に多くの薬物が実際の治療に用いられており，これらはパーキンソン病治療薬と総称されます．治療薬は大きく，①ドパミン系薬物，②非ドパミン系薬物の2系統に分けると覚えやすい

さらに詳しく

いつ治療を始める？
日常生活に支障がない場合，治療せず経過をみることもできます．一方で，早く治療を始めたほうがいつまでたっても症状が軽くて済むという報告もあります．運動症状が軽い場合でも，治療することで肩や腰の痛みが軽くなったり，意欲が出て不安が減り気持ちが楽になることもあります．早く治療を始めたために薬が効きにくくなる心配はありません．主治医と相談しながら開始を決めましょう．

パーキンソン病治療薬：口絵「主なパーキンソン病治療薬一覧」参照.

でしょう．パーキンソン病は脳内のドパミンが減少するために多彩な運動症状をきたす疾患ですから，ドパミン系薬物によるドパミン補充療法がよく効きます．薬物療法の基本は患者が日常生活を維持するうえで困っている症状，仕事を続け職業を維持するために改善したい症状など，これらを改善するために十分な用量あるいは種類の薬で治療することにあります．

C 薬物療法の流れ

　治療開始当初から闇雲に治療薬を増やすことは長期的展望に立つとよくないということがわっています．薬はもともと症状を改善するよい面があるので「薬」として用いられますが，それ以外にも，本来は現れて欲しくない作用（副作用）も併せ持っていることがあるのです．パーキンソン病はとても長期につき合う疾患であるため，長い先をみすえた治療計画に沿って薬を内服しなければなりません．患者の人生にかかわるこの壮大な治療計画を成功させるための作戦は，治療開始当初からすでに始まっているのです．

　薬物療法開始後の数年間は症状のコントロールがとてもうまくいきやすく，"ハネムーン期間"と表現されています．ハネムーンがやがて終わるとパーキンソン病そのものの進行に伴う症状の悪化や変動，長期のドパミン補充療法に由来する運動合併症など，困難な問題が明らかとなる時期がやってきます．発症早期に対してこの時期は"進行期"と表現されます．この時期は日常生活動作を維持するために，パーキンソン病治療薬の用量や種類が増え，内服回数も増えることが多くなります．用量の増加や多剤併用が進むとパーキンソン症状は改善（ベネフィット）が得られるものの，副作用が発現する可能性（リスク）は増えることとなり，うまく中庸を得た治療を行うことが必要になります．進行期の治療では，リスク＆ベネフィットをきちんと理解して臨むことが大変，重要です．パーキンソン病は薬物療法がとても有効な疾患ですので，進行期でも治療薬の工夫でかなりの症状は改善できます．

D デバイス補助療法

　近年，通常の薬物療法に加えてポンプを用いてゲル化したレボドパ製剤（デュオドーパ®）を直接小腸へ注入するレボドパ持続経腸療法が行われています．胃瘻を造設してチューブを挿入して薬剤を投与することからデバイスを用いた治療，すなわちデバイス補助療法と呼ばれます．従来行われてきた脳深部刺激療法もこれに含まれます．他にもデバイスを用いた治療法が開発中で，大変期待されている領域といえます．ただしすべての患者に施行できるわけではなく，適応のある患者でその効果が発揮される治療法です．

パーキンソン病治療薬の副作用：第Ⅲ章−2，p53 参照．

ハネムーン期間：第Ⅱ章−1の図2，p21 参照．

さらに詳しく

リスク＆ベネフィット
パーキンソン病治療薬に限らず，治療全般によく用いられる言葉です．内服薬のよい点（薬効）と悪い点（副作用）をよく理解して治療に参加することが大切です．

デバイス補助療法：第Ⅲ章−2−A，p49参照，第Ⅶ章−B，p111 参照．

脳深部刺激療法：第Ⅲ章−3の，p62 参照．

さらに詳しく

脳深部刺激療法の適応
脳深部刺激療法はすべての患者に施行できるわけではありません．第Ⅲ章−3（p62），付録3（p125）参照．

E パーキンソン病の治療で覚えておきたいこと

　最後にしっかりと認識しておくべき事実があります．現在のところパーキンソン病を治癒する治療方法はまだありません．しかしながらこれまで述べてきたように，症状を緩和するために必要な薬物療法，すなわち対症療法が確立されています．ゴールドスタンダードとされるドパミン補充療法は，その利点を保持しつつ欠点を克服して，より洗練された治療薬へと現在も進化を続けています．またドパミンに依存しない治療薬，治療方法の開発も進んでおり，ドパミン補充療法に由来する諸問題自体を心配しなくてもよくなる日も遠くはないかもしれません．いま，直面している症状を 1 つひとつ解きほぐして，改善するための最善の方法を一緒に考えてみましょう．

　繰り返しになりますが，パーキンソン病はとても長期につき合う疾患であるため，先をみすえた治療計画に沿って薬を内服しなければなりません．患者の人生を左右しかねない壮大なこの治療計画は，他人任せではけっしてうまくいきません．患者自らも必要最小限の情報を医師と共有し，同じ認識のもとで自分の治療計画に参加するべきなのです．

覚えておこう！

- パーキンソン病には症状を緩和するために必要な薬物療法が確立されています．そして薬には治療効果（ベネフィット）と副作用（リスク）があり，中庸を得た治療を行うことが重要です．症状を改善するための最善の方法を一緒に考えていきましょう．

患者さんによく聞かれる Q&A

Q15 病気と前向きにつき合うにはどうすればよいですか？

　パーキンソン病は治癒することのない病気ではありますが，有効な治療薬があって，適切な治療により日常生活動作を正常に保ち，長期によい状態を保つことが可能です．急に悪化することはなく，病状はゆっくりと変化していきます．したがって，まずはパーキンソン病に関する正しい知識を持ちましょう．自らも治療に参加する気持ちが大切です．診断を受けると，はじめのうちは病気のことを受け入れるまでに時間を要することが普通です．しかし，もしパーキンソン病と診断されても自分の生活を極端に変える必要はありません．また，治療が始まっても自分でできることは自分でやりましょう．ただしどうしても気分が落ち込んで，一人では不安な場合には主治医にそれを伝えましょう．医師だけではなく看護師も，家族や友人もまた力になってくれるはずです．なにしろ病気との長いつき合いの始まりですから，1つひとつ焦らずゆっくりと自分の抱えている問題を解決して次に進んでいきましょう．

（前田哲也）

Q16 進行すると通院できなくなるのではないかと不安です．かかりつけ医を持つべきでしょうか？

　遠距離の通院を必要とする場合に限らず，かかりつけ医はぜひとも持ってください．予想されるパーキンソン病との長いつき合いの過程では，まったく無関係に他の病気を患う場合もあります．その際に気軽に相談できる医師が近くにいるというのは心強いものです．パーキンソン病の専門的な判断が必要であれば，たとえ遠くても受診を勧めるでしょうし，さほど問題なければその場で対応してくれます．他の疾患が疑われる場合には適切な診療科を紹介してくれるでしょう．早めの検査，治療が必要な疾患も少なくありません．脳神経内科専門医である必要はありませんし，紹介状を持って受診すれば地域の開業医も力になってくれるでしょう（第Ⅵ章-3，p103 参照）．

（前田哲也）

Q17　パーキンソン病の進行を遅らせることはできますか？

　パーキンソン病は進行性の神経変性疾患です．神経変性疾患とは神経細胞が脱落し，消失することで発症する疾患と定義されています．なぜ神経細胞が脱落するのかは不明です．したがって神経細胞の脱落を保護して進行を止めるような治療法は残念ながら現在のところありません．しかし，脳の病気は神経回路を健康な状態に維持することである程度進行を抑えることができると考えられています．これを脳の可塑性といいます．可塑性とはプラスティシティと呼びますが，これは自由に形が変わる学習することでプラスチックのように脳と体の反応が変わるということを意味しています．レボドパ製剤が開発されてパーキンソン症状を改善させる治療ができるようになり，パーキンソン病の10年生存率は飛躍的に改善しました．このことは病気になった場合はなるべく早期から治療をしたほうがよいということを意味していると思われます．レボドパ製剤の治療効果をみた研究では，患者さんをレボドパ製剤で治療をした場合としない場合に分けて40週観察し，その後2週間薬をやめた状態で評価をしたところ，治療していた患者さんは治療していない患者さんと比較してよい状態を保てていました．薬をしっかり飲んで神経回路を健康な状態にして運動をすることが進行抑制に大事と思います．

（波田野琢）

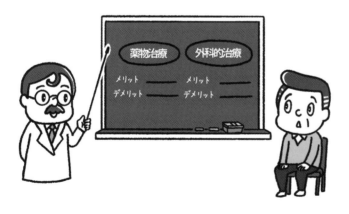

2 薬物治療

ここがポイント！

① パーキンソン病の治療はドパミン補充療法という内服薬による治療が中心です

② 脳の中にある大事な物質の1つ，ドパミンが減るため，補充することが治療の基本です

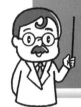

Ⓐ 薬の種類と実際の治療法

　パーキンソン病治療薬は大きく，①直接ドパミンを補うドパミン系薬剤と，②間接的にドパミンに影響を及ぼす非ドパミン系薬剤，の2種類に分けることができます．歴史的には後者が先に治療として導入されましたが，やがて前者が中心的な役割を担うようになりました．レボドパとドパミンアゴニストという名称は本文中にも頻繁に登場しますので，ぜひ覚えておきましょう．なお，後者の非ドパミン系薬剤は現在ではドパミン系薬剤，特にレボドパ製剤の補助的な治療薬としての意味合いが強くなっています．

1) ドパミン系薬剤

ⓐ レボドパ製剤

ⅰ) どうして効くの？

　ドパミン補充療法といえどもドパミンを直接，薬としては使用できません．ヒトの体には脳を外界のさまざまな有害なものから守るための厳重な仕組みがあります．図1に示すように，脳には簡単にいろんな物質が入ってこられないように，血液脳関門と呼ばれる，いわば"関所"があって守られています．体内に取り込まれた物質は血液を介して脳に運ばれ，この血液脳関門で取捨選択されて必要なものだけ脳内に取り込まれるのです．ドパミン自体はこの血液脳関門を通ることができませんが，ドパミンの1段階前の物質（前駆体）であるレボドパは通過することができます．そのため，治療にはドパミンそのものではなく，レボドパが用いられているのです．

パーキンソン病治療薬：口絵「主なパーキンソン病治療薬一覧」参照．

さらに詳しく

ドパミン

次頁の図1では

レボドパ

次頁の図1では

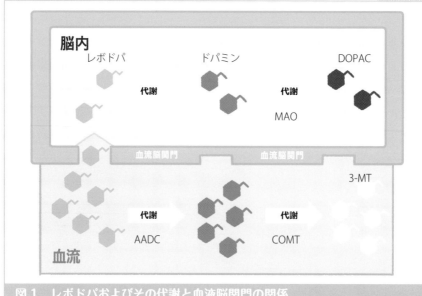

図1　レボドパおよびその代謝と血液脳関門の関係

AADC：芳香族アミノ酸脱炭酸酵素阻害薬，COMT：カテコール-O-メチル基転移酵素，DOPAC：3,4-ジヒドロキシフェニル酢酸，MAO：モノアミン酸化酵素，3-MT：3-メトキシチラミン

ⅱ）どんな薬があるの？

　現在，レボドパ製剤には①レボドパ単剤✎，②ドパ脱炭酸酵素阻害薬が配合されたレボドパ配合薬があります．血液中には芳香族アミノ酸脱炭酸酵素があり，きちんと内服しても体内に取り込まれたレボドパはこの酵素によりドパミンに分解されてしまうのです．ドパミンは脳に入っていけませんから，このままではとても効率が悪いことになります．そこで血液中の芳香族アミノ酸脱炭酸酵素を抑制する薬（ドパ脱炭酸酵素阻害薬）を，はじめからレボドパに混ぜたものが開発されており，それがレボドパ配合薬です．こうした工夫により脳内に効率よくレボドパを届けることが可能になり，現在ではもっとも有効な治療方法，ゴールドスタンダードとなりました．

　レボドパ配合薬は，配合されるドパ脱炭酸酵素阻害薬によって大きく2種類に分けられます．すなわち①カルビドパ配合薬と②ベンセラジド配合薬です．両者の治療効果には特別に大きな違いはありません．

✐ **さらに詳しく**

レボドパ単剤
内服薬としてはレボドパ単剤が処方されることは最近ではほぼありません．

分　類	薬剤名（商品名）
レボドパ・カルビドパ配合薬	メネシット®，ネオドパストン®
レボドパ・ベンセラジド配合薬	マドパー®，ネオドパゾール®，イーシー・ドパール®

○ **処方例**

1）メネシット®錠100 mg　1回1錠　1日3回　毎食後
2）マドパー®錠100 mg　起床0.5錠-朝2錠-昼1.5錠-夕1錠　1日4回　起床時，毎食後

iii）レボドパ持続経腸療法（デュオドーパ®）

　デバイス補助療法の項でも登場した治療薬でレボドパ製剤のひとつです．病気が進行して運動合併症が出現してくると薬効の減弱や症状の日内変動が問題となります．持続経腸療法はこうした問題症状に対して有効な治療法です．ただし，胃瘻造設が必要です．チューブを小腸に留置して，ポンプでゲル状にしたレボドパ薬剤を持続的に投与しますので，胃カメラを用いて外科的な処置を行う必要があり，体にも侵襲が加わる治療でもあります．誰にでも可能な治療法ではないため適応があるかないか主治医とよく相談することが重要です．

iv）特殊な用途

　1種類だけ注射用レボドパ製剤がありますが，通常の治療で用いることはありません．主に，腹部の手術を受けるなど比較的長い期間に絶食を余儀なくされ，口から薬を飲むことができない場合に用いることがあります（Q24，p59参照）．レボドパの有効性を知る目的で用いることもあります．

ⓑ ドパミンアゴニスト

ⅰ）どうして効くの？

　日常生活に支障をきたすような症状がある場合の治療薬としては，ドパミンアゴニストによる治療もまた推奨されています．運動症状の改善効果はもちろんですが，長期に服用した場合の運動合併症出現頻度がレボドパ配合薬よりも少ないことが知られていて，長く病気とつき合っていくうえでは欠かすことのできない薬剤です．数種類あって一長一短ありますが各々に特徴があり，患者ごとに使い分けができるというところも大きなメリットです．

　ドパミンアゴニストとはドパミンと化学的にとてもよく似た作用の物質で，脳内ではドパミンと同じようにふるまいます．一方，ドパミンそのものではないので効果はレボドパ配合薬には及ばず，薬価が高いのも事実です．患者個々にメリットとデメリットを勘案して単独あるいは他剤との併用で使用されています．

ⅱ）どんな薬があるの？

　ドパミンアゴニストはその化学的な特徴から大きく①麦角系と②非麦角系に分けられます．いずれの薬剤もパーキンソン病の運動症状に有効ですが，各々に使用上，注意をしなければならないことがあり，患者のおかれた社会背景や日常生活環境，過去の治療歴などによって使い分けられています．

　なお，近年は長時間作用型のアゴニスト製剤，すなわち徐放剤や貼付剤などの開発が進んでいます．一方，ウエアリングオフに対するレスキュー的使用に特化してアポモルヒネの自己注射製剤（アポカイン®）も利用可能です．ドパミンアゴニストは種類や剤型が豊富で，使用用途も多彩であるため，レボドパ製剤と並んで治療には欠かせない薬剤です．

🖋 運動合併症：第Ⅱ章−1，p20-21 参照．

🖋 さらに詳しく
注射用レボドパ製剤
ドパストン®静注 25 mg/10 mL，50 mg/20 mL（大原薬品）．

🖋 ドパミンアゴニストによる治療：付録3，p123 参照．

🖋 さらに詳しく
徐放剤
成分がゆっくりと溶け出すよう工夫された薬で，長期間にわたって作用が持続するため，効き過ぎによる副作用の発現や薬剤の効果が減弱するウエアリングオフの軽減が期待されています．1回の服薬で効果が長続きするため，1日1回内服が可能となり，服薬の煩わしさなど患者の負担が軽減されます．その結果，服薬間違いや内服忘れも減ると期待されています．
ウエアリングオフ：第Ⅱ章−1，p20-21 参照．
自己注射製剤
アポカイン® 皮下注30 mg/3 mL（協和発酵キリン）．

分　類	薬剤名（商品名）
麦角系アゴニスト	ブロモクリプチン（パーロデル®） ペルゴリド（ペルマックス®） カベルゴリン（カバサール®）
非麦角系アゴニスト	タリペキソール（ドミン®） プラミペキソール （ビ・シフロール®，ミラペックス® LA［徐放剤］） ロピニロール（レキップ®，レキップ® CR, ハルロピ®テープ） ロチゴチン（ニュープロ®パッチ） アポモルヒネ（アポカイン®）

○ **処方例**
- - - - - - - - - - - - - - - - -
1) ペルマックス®錠 250 mg　1回1錠　1日3回　毎食後
2) ビ・シフロール®錠 0.5 mg　1回1錠　1日3回　毎食後
3) ミラペックス® LA錠 1.5 mg　1回1錠　1日1回　朝食後
4) レキップ®錠 2 mg　1回1錠　1日3回　毎食後
5) レキップ® CR錠 8 mg　1回1錠　1日1回　朝食後
6) ニュープロ®パッチ 4.5 mg より開始，漸増　1日1回
7) ハルロピ®テープ 8 mg より開始，漸増　1日1回
8) アポカイン® 1〜3 mg　オフ時

2）非ドパミン系薬剤
ⓐ ドパミンエコノマイザー
ⅰ）どうして効くの？

　先ほど説明したとおり，レボドパは血液中では芳香族アミノ酸脱炭酸酵素により次々とドパミンに変換されてしまいます．ドパミンは脳内に取り込まれないので，血液中でドパミンへと変換されるほど治療効率が悪くなります．ドパ脱炭酸酵素阻害薬であるカルビドパやベンセラジドは，血液中のレボドパの代謝を抑えるためにレボドパ製剤に配合されて用いられています．このように，ドパミンの利用効率を上げる治療薬をドパミンエコノマイザーと呼びます（図2）．ドパミンエコノマイザーは血液中で働くものと脳内で働くものとがあります．

ⅱ）どんな薬があるの？

　血液中で働く薬剤にはドパ脱炭酸酵素阻害薬の他に，カテコール-O-メチル基転移酵素（COMT）阻害薬が治療に用いられています．血液中でレボドパがドパミンに変化する過程を抑制し，結果として脳内へ移行するレボドパを増加させます．現在は1種類のみですが，2種類目となる薬剤の発売が準備されています．

　脳内で働く薬剤では，B型モノアミン酸化酵素（MAO-B）阻害薬が治療に用いられています．脳内に移行したレボドパは脳内でドパミンに変換されます．変換されたドパミンは脳内で運動に関係した神経伝達に働いた後，速やかに消失します．ドパミンが消失する過程には分解と再取り込みがあります．そのうち分解を促すのが MAO-B です．この酵素の働きを抑えてドパミンの分解を抑制すると，ドパミンは脳内に長くとどまるようになり，その分，運動に関係する神経伝達に長く働くことになります．

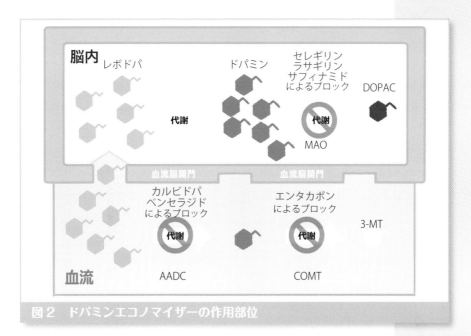

図2　ドパミンエコノマイザーの作用部位

分　類	薬剤名（商品名）
カテコール-O-メチル基転移酵素（COMT）阻害薬	エンタカポン（コムタン®）
B型モノアミン酸化酵素（MAO-B）阻害薬	セレギリン（エフピー®） ラサギリン（アジレクト®） サフィナミド（エクフィナ®）

処方例

1) メネシット®錠100 mg　1回1錠＋コムタン®錠100 mg　1回1錠を1日3回併用　毎食後
2) エフピー® OD錠2.5 mg　1回1錠　1日2回　朝昼食後
3) アジレクト®1 mg　1日1錠　1日1回朝食後
4) エクフィナ®50 mg　1日1錠　1日1回朝食後

ⓑ ドパミン遊離促進薬

　アマンタジンはもともとA型インフルエンザ治療薬として開発された薬剤ですが，パーキンソン病症状の改善効果があることが認められてパーキンソン病治療薬として用いられるようになりました．ドパミン放出作用があるとされ，主に軽度の運動障害治療薬として用いられています（処方例1）．なお，アマンタジンを高用量で用いると，進行期に出現する運動合併症の1つであるジスキネジアが改善することがわかっています（処方例2）．いろいろ工夫をしてもうまくコントロールできないジスキネジアに対して使用されることがあります．これはグルタミン酸の受容体の1つであるNMDA（N-メチル-D-アスパラギン酸）受

　🖊 ジスキネジア：第Ⅱ章-1の🖊，p21参照．

分　類	薬剤名（商品名）
ドパミン遊離促進薬	アマンタジン（シンメトレル®）

処方例

1) シンメトレル®錠50 mg　1回1錠　1日3回　毎食後
2) シンメトレル®錠100 mg　1回1錠　1日3回　毎食後

容体を介する作用と考えられます.

ⓒ抗コリン薬

　パーキンソン病治療の歴史は抗コリン薬とともに始まりました．当時，パーキンソン病症状の原因は，ともに脳内の神経伝達物質であるアセチルコリンとドパミンの不均衡であると考えられました．抗コリン薬はアセチルコリンを抑制し脳内でのバランスをとることによりパーキンソン病症状を改善しようという薬剤です．現在，治療に用いることができる薬剤は数種類あります．

分　類	薬剤名（商品名）
抗コリン薬	トリヘキシフェニジル（アーテン®） ビペリデン（アキネトン®） ピロヘプチン（トリモール®） マザチコール（ペントナ®）

○ **処方例**
1）アーテン® 錠 2 mg　1 回 1 錠　1 日 1 回　毎食後

ⓓノルアドレナリン前駆物質

　パーキンソン病では脳内のノルアドレナリンも減少しているという考えのもとに，ドパミンと同じように補充することが症状の改善に結びつくと考えられています．レボドパと同じように 1 段階前のドロキシドパを内服することで血液脳関門を通過し，脳内でノルアドレナリンに変換されます．パーキンソン病の症状改善に加え，低血圧による立ちくらみに改善効果があります．

分　類	薬剤名（商品名）
ノルアドレナリン前駆物質	ドロキシドパ（ドプス®）

○ **処方例**
1）ドプス® OD 錠 100 mg　1 回 1 錠　1 日 3 回　毎食後

ⓔドパミン賦活薬

　最近，抗パーキンソン病作用が認められて利用可能になったのがゾニサミドです．もともと抗てんかん薬としてすでに治療に用いられていましたが，パーキンソン病症状に有効であることが発見され，国内における臨床治験を経て有効性が確立されました．現在は進行期の患者で使用することが多いお薬です．欧米諸国では MAO-B 阻害薬に分類されていますが，基礎研究ではドパミン放出やドパミン合成を促す効果や，神経の脱落を防ぐ効果が報告されており，その作用機序

分　類	薬剤名（商品名）
ドパミン賦活薬	ゾニサミド（トレリーフ®）

○ **処方例**
1）トレリーフ® OD 錠 25 mg　1 回 1 錠　1 日 1 回　朝食後

はいまだ十分に解明されていないところもあります.

ⓕ アデノシン A₂ₐ 受容体拮抗薬

これまでの薬剤とはまったく異なる作用機序を持つ抗パーキンソン病治療薬です.主な効果として,進行期の運動合併症の1つであるウエアリングオフの改善が期待されています.従来,ウエアリングオフの治療はレボドパ配合薬を工夫したり,ドパミンエコノマイザーやドパミンアゴニストを併用するなどして治療してきましたが,本薬剤は内服薬を変更することなく上乗せするだけでウエアリングオフを改善するとされています.

分　類	薬剤名（商品名）
アデノシン A₂ₐ 受容体拮抗薬	イストラデフィリン（ノウリアスト®）

> ● **処方例**
> 1) ノウリアスト® 錠 20 mg　1回1錠　1日1回　朝食後

Ⓑ 主な副作用と対処法

治療薬は対象とする疾患あるいは症状に有効であれば患者にとって強力な武器となりますが,不快な作用,すなわち副作用もまた出現してしまうことがあります.副作用にはアレルギー反応のように内服後速やかに発生するものと,経年的に長期内服により明らかになってくるものがあります.

一般的に抗パーキンソン病治療薬は内服直後に悪心などの消化器症状を伴うことが多く,制吐薬などによる対処が時に必要になります.長期内服に関連した副作用としては各種薬剤に各々特徴的な問題が知られていますので以下に順次,解説します.パーキンソン病は長くつき合う病気ですから,誤った内服をすれば薬は毒になりかねない "諸刃の剣" なのです.ただし,これらの多くは内服した患者全員に必ず発生するのではありません.適切な内服をしていれば,むしろ発生することを防ぐことが可能です.患者も自分が内服する薬のメリットとデメリットをよく理解しておくことが,長い治療を成功させるためにはとても重要です.

1）内服開始後まもなく出現することがある副作用

ⓐ 悪心・嘔吐

ドパミン系薬剤では比較的頻度の高い副作用です.継続して内服しているうちに慣れてしまうことが多いようです.どうしてもダメな場合には3日程度内服を中止してもう一度,内服を試みることで改善する場合があります.もし内服が

分　類	薬剤名（商品名）
セロトニン受容体作動薬	モサプリド（ガスモチン®）
ドパミン受容体拮抗薬	ドンペリドン（ナウゼリン®）

> ● **処方例**
> 1) ナウゼリン® 錠 10 mg　1回1錠　1日3回　毎食前

つらい場合には制吐薬であるモサプリド，ドンペリドンなどを併用することで抑えられることもあります．

ⓑ肝機能障害，腎機能障害

薬一般に起こりうる副作用です．特にパーキンソン病治療薬に多いということではありません．原因となる薬剤を中止することにより改善します．

ⓒ起立性低血圧

パーキンソン病の患者には低血圧がよく認められます．治療の開始とともに血圧が低下することもあり，立ちくらみ△や食後の低血圧などが比較的よく知られています．立ち上がると同時に血圧が著しく低下してしまう場合には，そのまま気を失うこともあり注意が必要です．このような状況を失神といいます．通常，パーキンソン病治療薬は少量から徐々に増やしていく漸増法がとられることが一般的なので，急な血圧低下は起こりにくいと考えられています．通常は生活上の注意のみでよいことが多いようです．立ちくらみ症状の自覚が頻繁な場合には昇圧薬で治療することもあります．正常血圧ではなくても，いくらかでも血圧が上昇すれば，立ちくらみや失神を避けることができます．具体的には以下のような薬が使用可能です．

分　類	薬剤名（商品名）
ノルアドレナリン前駆物質	ドロキシドパ（ドプス®）
昇圧薬	ミドドリン（メトリジン®）アメジニウム（リズミック®）
副腎皮質ステロイド	フルドロコルチゾン（フロリネフ®）

> **処方例**
> 1) ドプス®OD錠 200 mg　1回1錠　1日3回　毎食後
> 2) メトリジン®D錠 2 mg　1回1錠　1日2回　朝夕食後

ⓓ着色尿

体には有害ではないものの，はじめてみるとびっくりしますのでここで取り上げます．COMT阻害薬であるエンタカポン（コムタン®）を内服した際に比較的よくみかけられます．尿の色が鮮やかなオレンジ色になることがあり，はじめて内服した患者では驚きのあまり，服用を中止してしまうこともあるようです．あらかじめ知っておくと安心です．

レボドパも代謝されて尿が黒ずむ原因となります△．これも特に心配する必要はありません．

2）長期内服により出現することがある副作用

ⓐ胸膜炎，心膜炎，胸膜線維症，肺線維症，後腹膜線維症🖊

ドパミンアゴニストの中でも麦角系アゴニストに分類される薬剤で報告があります．発生すると重篤化する恐れもある問題なので，よく知っておく必要があります．次に述べる心臓弁膜症とともに，麦角系アゴニストの内服にあたっては熟慮を必要とする副作用の1つです．通常は定期的な検査により早期発見が可能

⚠気をつけよう

立ちくらみを自覚した場合には無理にがんばって立っていようとせず，しゃがんでしまうことが大切です．転倒から骨折という危険を避けることのほうが断然，重要だからです．

⚠気をつけよう

筋肉痛を伴って赤黒い尿が出る時には横紋筋融解症（第Ⅲ章-2の🖊，p56参照）の疑いがあります．薬の副作用とは無関係のこともありますので，心配な時には主治医と相談しましょう．

🖋さらに詳しく

胸膜炎
肺の外部をおおう胸膜（肋膜・肺胸膜）の炎症です．
心膜炎
心臓をおおっている心膜に起こる炎症です．
胸膜線維症
胸膜を構成する結合組織が異常増殖で硬くなり（線維化），肺の拡張を妨げます．

なことが多く，休薬により悪化を防ぐことが可能です．

ⓑ 心臓弁膜症

　前述の問題と同様に，麦角系アゴニストに分類される薬剤で報告があります△．やはり発症すると深刻な問題に発展する恐れのある副作用です．ただし一般的な治療用量ではその発生率はきわめて低いことがわかっています．実際に報告があった欧米では，日本での使用量の数倍にも及ぶ高用量を治療に用いている場合があり，そうした患者で発生が報告されています．そもそも麦角系アゴニストもパーキンソン病治療薬としては大変，優れた効果を示す薬剤です．したがって現在では，各国のこうした事例に鑑みて内服用量の上限が見直され，用量をきちんと守って使用することが大切であるとされています．

ⓒ 突発的睡眠

　ドパミンアゴニストの中でも非麦角系アゴニストに分類される薬剤で注目された副作用です．しかし非麦角系アゴニストにだけ特有の副作用なのではなく，それ以外のドパミン系薬剤にも報告されています．比較的多いのが非麦角系アゴニストだと考えられています．普通の日常生活では，さほど問題にはならないのですが，運転中や料理で揚げ物をしている最中などに生じると大変危険です．

　したがって非麦角系アゴニストを内服する場合には，医師は患者に運転をしないように指導するよう義務づけられています△．

ⓓ 下腿浮腫

　これも非麦角系アゴニストで注目された副作用です．程度の軽い，いわゆる"むくみ"はドパミン系薬剤以外でもよく知られています．非ドパミン系薬剤の１つ，アマンタジン内服で瞼や下肢がむくむということは，かなり以前から知られていました．非麦角系アゴニストで生じる"むくみ"も一晩で緩和されるものから，利尿薬で治療を要するものまで程度はさまざまです．実際に問題となるのは高度の"むくみ"の場合のみです．

ⓔ 幻覚・妄想

　ドパミン系，非ドパミン系にかかわらず，用量の増加や高齢化とともに認知機能が衰えてきたりすると，薬剤により，あるいは薬剤が引き金となって幻覚や妄想が出現することがあります．いずれにしても早期の発見と休薬で改善できることが少なくありません．薬剤を変更した直後や，体調の善し悪しにより薬剤の吸収が変動しそうな時には十分に気をつけることが大切です．中には認知機能障害を背景に，幻覚や妄想をはじめとした精神症状をきたしやすい患者もいます．その場合には少量の鎮静作用のある薬剤や抗認知症治療薬がうまく効くこともあります．やはり早めの対処が重要ですので，主治医に相談しましょう．

ⓕ 認知機能障害

　これまでの研究から，認知機能障害に影響することが指摘されている薬剤は抗コリン薬だけです．従来，早期の患者には広く使用されていた薬剤ですが，現在ではたとえ早期の患者でも高齢の患者には用いることが少なくなってきています．

肺線維症
肺胞の壁に炎症が起こり線維化し，呼吸困難や呼吸不全などを起こします．

後腹膜線維症
腎臓や尿管などを守る腹膜の脂肪組織が線維化し，尿管を圧迫して腎臓の尿の流れを悪くします．

🖉 **さらに詳しく**

心臓弁膜症
心臓の４つの弁（大動脈弁，肺動脈弁，三尖弁，僧帽弁）に起こる障害です．

⚠ **気をつけよう**

日本では麦角系アゴニストを内服している患者には心臓の定期超音波検査が励行されていますので，その意義をよく理解しておきましょう．

⚠ **気をつけよう**

車を運転できないとなると，職を失う恐れが生じたり，通院や買い物など，日常生活自体が成り立たなくなる患者もおり，現実はなかなか簡単ではありません．少なくとも日常生活で日中，過度の眠気を自覚するような患者さんは注意して内服する必要があるでしょう（Q22, p58 参照）．

3）悪性症候群

　パーキンソン病の治療を続けていく長い経過の中で，もっとも注意をしなければならない副作用です．患者は病状の進行とともに内服する薬剤の種類や用量が増えていきます．よりよい状態に運動機能をコントロールするためには当然の経過です．一方，長い病気とのつき合いの中で，必ずしも体調が万全ではない時もあるでしょう．たとえば，内服するのが嫌になってしまったりすることもあるかもしれません．相当量の治療薬を，理由はどうあれ急に止めてしまうことによって生じる恐れがある障害が悪性症候群です．

　体が急に硬直したようになり，高熱をきたし，意識障害を伴って，時には横紋筋融解症から急性腎不全を起こし人工透析を必要とする事態にも発展することがあります．仮に体調を崩し，何日間か食欲がなくても，できる限り内服を継続し，もし吐いてしまうようであれば早めに病院を受診しなければなりません．薬が飲めていても，発熱や脱水などの体調不良で悪性症候群が引き起こされることがあります．絶食を必要とする治療や手術の場合には，点滴でレボドパを投与するか，貼布剤の使用を考えます．錠剤数が多く内服が困難な場合には，レボドパ製剤だけでも内服するようにします．とにかく，まったく内服しない状態だけは避けなければならないのです．

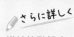

横紋筋融解症
横紋筋と呼ばれる骨格を支える筋肉群の細胞が壊れて，血中に流出する病気です．下腿を中心に，筋肉痛や筋の腫脹，四肢の脱力，疼痛，しびれなどの症状があります．また流出した筋肉細胞の成分によって，尿が赤黒い色になります．

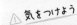

体調を崩すことは誰にでも起こりうることですから，患者も悪性症候群の存在などについてきちんとした知識を身につけて自ら身を守るようにしましょう．

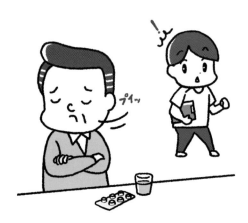

“悪性症候群”を避けるため
　　まったく服用しない状態は注意したい

患者さんによく聞かれる Q&A

Q18 食事の時間がまちまちですが，内服時間は食後のままでよいでしょうか？

そのために薬の効果が失われる時間が生じないようであれば問題ありません．逆に時間を一定にして，食事とは関係なく薬を飲むことも悪くはありません．症状が悪くならない限り，生活中飲みやすいタイミングで，内服されたらよいです． （柏原健一）

Q19 薬はお茶やコーヒーで飲んではいけませんか？

酸性度の高いレモン水はレボドパの吸収をよくする可能性があります．それ以外には特に大きな違いはありません．飲み込みやすい安全な飲み物であれば，何と一緒に飲んでも結構です． （柏原健一）

Q20 風邪薬を飲んだ時はパーキンソン病の薬の服薬時間をずらしたほうがよいですか？

通常の風邪薬がパーキンソン病の薬の吸収や代謝に大きな影響を与えることはありません．一緒に服用して問題ありません．
（柏原健一）

Q21 薬を飲み忘れた時はどうしたらよいですか？

症状の悪化が顕著でなければその分は飲まずに，次の予定服薬時間から再開してください．飲み忘れて動けなくなった場合は，その時点で服薬します．次の服薬は2時間以上空ければよいでしょう．（柏原健一）

Q22　車の運転を止めなくてはいけませんか？

　パーキンソン病には運転に関する法律はありません．しかし，医師はドパミンアゴニスト，特に非麦角系アゴニスト（プラミペキソール，ロピニロール，ロチゴチン）使用中は運転を控えるように指導しなければなりません．この薬を使用している患者さんに突発的睡眠が多く，交通事故の報告があったことから厚生労働省の指導のもと，こうした対応を求められることになりました．ただし，突発的睡眠の副作用報告はレボドパや麦角系アゴニストにも報告があります．患者さんは病気の程度や治療の状況によっては運転を自粛しなければならないこともあるでしょう．また運転しないと就業上あるいは日常生活上に支障をきたすこともあるでしょう．運転はすべての患者さんに推奨できるものではありません．一人ひとりが自らの病状や社会的背景に自覚を持ち，主治医と相談しながら決めていくことになるでしょう．　　　　（前田哲也）

Q23　人が集まる行事やお祝いの場面に，無事に参加できるような薬はないでしょうか？

　治療状態が良好な患者さんは2，3時間程度は問題ないでしょう．病気が長くなり薬の効果に変動が生じてくると，オフ時の時間帯がつらくなってくる場合があります．趣味を持つこと，生き甲斐を持って生活することはとても大切です．またお子さんやお孫さんの結婚式など，人が集まる席もあるでしょう．もし非日常的な，特別なイベントがある場合には，主治医に相談してみましょう．レスキュー・ドーズといって，一時的に内服薬を追加することで対処可能なことがあります（第Ⅴ章−3，p85 参照）．仮にそういう機会が頻繁だからといって，レスキュー・ドーズを繰り返すことはよくありません．その場合には，日頃の内服を調整する必要があります．いずれにせよ主治医と相談して決め，勝手に内服を変更しないことです．　　　　（前田哲也）

Q24 他の病気で手術をすることは可能ですか？ 薬はどうしたらよいですか？

この点もパーキンソン病だからといって制限はありません．ただし手術によっては，医療者側で把握しておくべき注意があります．以下に簡単にまとめます．

- 局所麻酔による歯や手指，体表面の小手術に関しては，内服継続上の問題は一切ないでしょう．
- 消化器系や絶食を要する全身麻酔を必要とする手術では内服を一時的に中止する必要があり，その際には悪性症候群を防止する処置として，レボドパの点滴静注かロチゴチンあるいはロピニロールの貼布剤に切り替える必要があります．症状は内服していた時よりもやや悪化しますが，内服可能となったら速やかに内服に戻すことで回復します．
- 体幹あるいは体幹に近い骨や関節の手術では，術後に安静が必要な場合があります．内服再開が速やかであっても安静が長引くことで体幹支持筋力の低下が進むことがあり，リハビリテーションが必要になります．この場合，安静は必須であり，焦らず担当医の指示に沿って治療に専念することが大切です． （前田哲也）

Q25 妊娠した時に薬はどのようにすればよいですか？

まずは，妊娠された患者さん本人の健康が第一です．また，レボドパを含めてどのパーキンソン病治療薬も子供への影響についてはわかっていません．アマンタジン，タリペキソール，プラミペキソール，ロピニロール，ロチゴチン，ゾニサミド，ドロキシドパ，イストラデフィリンの内服は禁忌（危険が高く内服するべきではない）とされています．そのため，妊娠初期への母体，子供への影響を考えると妊娠は計画的に行ったほうが安全です．ただし，ドパミンアゴニストなど禁忌となっている治療薬でも安全であったとする症例報告は散見されるため，内服した後に妊娠がわかったとしてもすぐに危険な状態というわけではなく，主治医や産科の先生とよく相談したほうがよいでしょう．治療が必要な場合は，必要最低限のレボドパ製剤で調節し，その他の抗パーキンソン病薬は使わないことが望ましいとされています．また，授乳については多くのパーキンソン病治療薬は乳汁へ移行するため人工乳を用いるほうがよいと考えられます． （波田野琢）

Q26　高度に進行した場合の治療はどうしますか？

　パーキンソン病は進行すると薬の効果が不安定となります．また，認知機能障害が合併するようになると薬の副作用も問題となります．高度に進行した場合は薬剤による治療の余地があるかについて検討します．パーキンソン病を悪化させるような薬を内服していないか，十分量の治療薬を内服しているかどうかを確認し最適化するだけで状態がよくなる場合もあります．また，パーキンソン病患者さんは飲み込みが悪化すると十分な治療薬を経口で内服できず，診療に困ることがあります．このような場合は十分な治療薬を投与する目的で胃瘻を作成することがあります．一般的には胃瘻は延命治療と捉えて必要かどうかの議論がなされていると思いますが，持続的にパーキンソン病治療薬を投与する目的として必要があれば導入を考えてもよいと思われます．進行期で治療が困難になってきた場合については本人と介護者のみならず，主治医，看護師，ケースワーカー，薬剤師，理学療法士などと治療方針を決める必要があります．

〈波田野琢〉

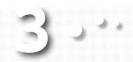

外科的治療

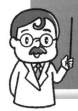

ここがポイント！

① 現在は深部脳刺激療法が主体で，すでに治療オプションの1つに
なっています
② すべての患者さんに適応があるわけではありません．適応は慎重
な検討の後に判断されます

ドパミン補充療法が確立されて以来，近代パーキンソン病治療は薬物療法中心に発展してきました．その結果，現在は非常に多種多彩な治療薬が利用可能で，患者個々の問題に対応できるようになってきています．ところが，薬物療法がパーキンソン病治療の中心となる以前には，脳の手術療法がパーキンソン病治療の中心であった時代がありました．現在では，患者全員に行われるという治療方法ではありませんが，大変有効な方法であり，長期にわたるパーキンソン病治療の経過の中ではむしろ必要な治療オプションと考えられます．外科的治療はそれ単独で行うものではなく，薬物療法との併用により効果を発揮します．

私たちの脳は，運動をコントロールするためにさまざまな活動をしています．とりわけパーキンソン病に関連して重要な役割を担っている部位は大脳基底核と呼ばれる，いくつかの神経細胞集団，すなわち神経核です．これらの大脳基底核は互いに影響し合いながら運動を調節するための回路，大脳基底核回路を形成しています．パーキンソン病ではドパミン減少が原因で大脳基底核の互いの活動に狂いが生じているため，最終的な脳からの指令である運動が上手にできないということになるのです．そこで大脳基底核の中で活動に異常をきたしている部位を破壊あるいは刺激して大脳基底核回路全体の活動をより生理的なものに近づけようというのが，外科的治療の考え方です．

さらに詳しく

手術療法の歴史
手術療法の歴史はとても古く，1950年代前半です．パーキンソン病がはじめて記載されたのが1817年で，レボドパ治療が始まったのが1967年ですから，まさにパーキンソン病治療は外科的治療から始まったといえるでしょう．日本のパーキンソン病研究の第一人者である楢林博太郎先生は，1953年に外科的治療を日本にいち早く導入し，その方法を確立しました．当時は脳の局所を破壊する方法がとられていましたが，現在は脳内に電極を挿入し刺激する方法（脳深部刺激療法，詳細は次頁）が主流です．

大脳基底核：第Ⅰ章-3の図1，p13参照．

A 手術の方法，術後の注意点

1）手術はどのように行われるのか

　手術療法には脳の局所を破壊する破壊術と電極を挿入して刺激する刺激術があります．破壊術には大脳基底核の１つである淡蒼球を標的とする方法と，大脳基底核と同じようにやはり運動に関係する神経核である視床を標的とする方法があります．実際は脳のMRIでそれらの部位を同定して，専用の器具を用いてその場所に正確に電極を挿入します．そしてその電極を通じて，狙った場所に先端があることを確認し，電気を通すことによりごく限られた部位を焼却し破壊します．ただし最近は，破壊術よりも以下に述べる刺激術が主流となっています．なお，MRIガイド下で集束超音波を用いて視床を限局的に破壊する治療も可能になっています．この方法は手術が不要であることが最大の特徴です．

　刺激術は正式には脳深部刺激療法と呼ばれます．大脳基底核のうち，淡蒼球や視床下核などがその標的部位です．電極を挿入するところまでは破壊術と同じように行います．そしてその電極を用いて刺激を加えます．手術は通常，全身麻酔ではなく電極を挿入する部位にのみ局所麻酔することで行います．手術中に試験的に刺激を行い，その前後で症状を診察することで，直接，治療効果を判定することが可能でより確実な効果を得ることができます．破壊術とは異なり，刺激装置があって，心臓ペースメーカーのように小さな装置を胸の皮下に留置します．刺激の設定を適切に行うことにより，細かにパーキンソン症状をコントロールします．したがって，手術後は定期的に刺激装置の調整が必要になり，一定期間で刺激装置の電池交換も必要になります．

2）手術後に注意すること

　ここでは脳深部刺激療法の手術後について主に述べます．いくつかの問題点として，嚥下（のみこみ）障害，唾がたまりやすい，声が小さくなる，便秘，疼痛（体の痛み），バランスが悪いなどが知られています．その他にドパミン系治療薬が無効な症状には手術療法は効かないという根本的な問題もあります．また場合によっては，抑うつ症状や物忘れ，幻覚，性格変化といった精神症状が起こることがあります．したがって，手術後も定期的な通院が必要で，これらの問題に対しては内服薬とのバランスをとって刺激装置の調整を継続する必要があります．なお，刺激装置の電池は刺激条件によって４～８年で交換が必要になります．電池が切れると症状が極端に重くなりますので，この点も十分に注意が必要です．

B 外科的治療選択のタイミング

1）どのような場合に外科的治療を行うのか

　外科的治療はすべての患者に向いているわけではありません．そもそも外科的治療（ここでは特に脳深部刺激療法）について，適応がある患者とは，①ドパミン系治療薬がよく効く，②症状に日内変動（ウエアリングオフ）があっても一

🖊 淡蒼球，視床：第Ⅰ章-3の図1，p13参照．

さらに詳しく

脳深部刺激療法
適応については付録3，p125も参照．

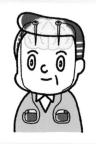

🖊 ウエアリングオフ：第Ⅱ章-1（p21），第Ⅴ章-3（p85）参照．

番症状の軽い時間帯には歩けるくらいの状態の患者です．③ジスキネジア🖋のため生活に支障をきたしている患者もとても有効であるとされています．

🖋ジスキネジア：第Ⅱ章−1の🖋，p21 参照．

2）外科的治療はいつ受けるべきか

　近年の研究結果からは，認知症や抑うつ症状，幻覚・妄想などの精神症状を起こしている場合には勧められません．年齢も若いほうが有効性が高く，おおよその目安として 70 歳以下とされています．したがって，先に述べたような手術の適応があり，これらの問題を生じる前というのが手術のタイミングとしてはよさそうであるということになります．さらに手術後は家族の手伝いが必要になります．家族のサポートが得られる環境が整っているというのも手術のタイミングを計るには重要です．

3）このような場合は手術に向いていません

　一方，手術に向いていない患者とは，次のような場合です．

外科的治療に適さない例

- 手術を受けられない全身状態
- パーキンソン病でないパーキンソン症候群
- パーキンソン病治療薬で治療がうまくいっている
- 認知症
- 抑うつ状態
- 精神症状が目立つ
- パーキンソン病治療薬が効いている一番よい時間帯でも介助なしでは立ち上がることができない重症な患者
- 年齢が 80 歳以上の高齢

　手術という危険を冒しても改善しないだけではなく，手術によってさらに日常生活の状態が悪化するようではまったく意味がありません．患者は主治医とよく相談し，手術を受ける前に十分に理解を深めておくことが有益な手術になることにつながります．

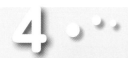

4 非運動症状の治療

ここがポイント！
① パーキンソン病に関連して生じた非運動症状時には，まずパーキンソン病運動症状を十分治療しておきます
② 改善しなければ症状に対応した治療を試みますが，ある症状への治療が別の症状を悪化させることに注意します

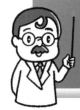

Ⓐ 精神症状（幻覚・妄想）はどう治療するのか

新しく薬を変えた直後に異常を生じた場合には，薬をもとに戻すのが効果的です．もし幻覚・妄想が服薬と無関係に徐々に出現した場合，それが幻と自覚でき，それによる苦痛もなければ放置してもかまいません．

治療には中枢神経系をかき乱して幻覚・妄想を引き起こすパーキンソン病治療薬の調整が重要です．この目的で，抗コリン薬，アマンタジン（シンメトレル®）を中止します．改善しなければMAO-B阻害薬（エフピー®，アジレクト®，エクフィナ®），COMT阻害薬（コムタン®），ゾニサミド（トレリーフ®），イストラデフィリン（ノウリアスト®），ドパミンアゴニストを中止，変更します．一方的に減量，中止すると動けなくなり，生活の質が低下してしまいます．そこで，精神症状を悪化させにくいレボドパは逆に増量して運動改善効果を補うことがあります．中枢神経系の機能を高める抗認知症薬（ドネペジル［アリセプト®］，ガランタミン［レミニール®］，リバスチグミン［リバスタッチ®，イクセロン®パッチ］，メマンチン［メマリー®］）を併用してよい効果が得られることがあります．保険適応はありません．十分な効果が得られなかったり，緊急対応を要する場合には抗精神病薬を追加します．抗精神病薬はしばしば歩行や嚥下障害などの運動症状を悪化させたり日中の眠気を強めます．これらの変化を観察しながら使用します．ちなみにクエチアピンは運動症状を悪化させにくい薬ですが，抗精神病効果も他剤と比べて軽い傾向です．糖尿病合併症には使用禁忌です．コントロール困難時，電撃けいれん療法（ECT）を考慮することがあります．漢方薬である抑肝散にも幻覚や興奮の改善効果が知られています．

🖊精神症状の治療：付録3，p125参照．

✑さらに詳しく

電撃けいれん療法（ECT）
頭皮上から前頭葉に通電し，けいれん発作を誘発する治療．現在は筋弛緩剤を用いて筋けいれんを起こさせない修正型ECTが行われる．週2回，6〜12回施行．うつ病，躁病，統合失調症に行われる．パーキンソン病でもうつ，幻覚・妄想に有効である．運動症状も改善し得る．作用機序は不明である．

症例　発症13年目の男性

　人影がみえたり（幻視），コンロが見知らぬ男にみえる（錯視）ようになり，隣人がヒソヒソ噂したり悪口をいっているのが聞こえるといった症状がありました（幻聴，被害妄想）．このとき処方されていたのは，メネシット®錠100 mg　1回1.5錠＋ペルマックス®錠250 mg　1回1錠＋アーテン®錠2 mg　1回1錠　1日3回　朝，昼，夕，シンメトレル®錠50 mg　1回2錠　1日2回　朝，夕でした．

どう治療する？

　軽い幻覚ならトリヘキシフェニジル（アーテン®），アマンタジン（シンメトレル®）を止めるのみでも改善が期待できます．本症例では幻覚・妄想の改善がなかなか得られなかったためペルゴリド（ペルマックス®）も止め，さらに抗精神病薬（クエチアピン［セロクエル®]）を追加しました．ところが，パーキンソン病治療薬の減薬により運動症状が悪化したため，レボドパ・カルビドパ水和物配合薬（メネシット®）を増量し，不十分な部分をコムタン®の追加で補いました．このような処方調整により，幻覚・妄想は消失し，運動機能は維持されました．

処方例

- メネシット®錠100 mg　1回2錠＋コムタン®錠100 mg　1回1錠を1日3回併用　朝，昼，夕
- セロクエル®錠100 mg　1回1.5錠　1日1回　就寝前

Ⓑ うつはどう治療するのか

　パーキンソン病では中枢神経系が変性，脱落していますが，一般のうつ病には変性，脱落はありません．ドパミン系，セロトニン系やノルアドレナリン系などの中枢神経終末に作用して改善効果を示す抗うつ薬よりも，これらの系の伝達物質を補充するか，受容体を刺激するパーキンソン病治療薬がより有効と思われます．

　「パーキンソン病診療ガイドライン2018」では，うつがあった場合にまずは運動症状への治療を十分行うよう推奨しています．特にドパミンアゴニストであるプラミペキソール（ビ・シフロール®）のうつ改善効果が証明されています．これは情動に関与する中脳辺縁系ドパミン系への作用が強いためと考えられます．もちろん，一般的な抗うつ薬が有効な場合もあります．ウエアリングオフで薬効が切れた時にうつになる場合には，オフ時が軽くなるよう，ドパミンアゴニストを併用・増量したり，レボドパ投与回数を増やしたり，MAO-B阻害薬かCOMT阻害系などの補助薬を追加します．運動療法がうつ改善にも有用との報告もみられます．

　パーキンソン病診療ガイドライン2018：付録3，p121参照．

　さらに詳しく

オフ時
ウエアリングオフにより薬が効かなくなり，パーキンソン病の運動障害が悪化することをいいます．

症例① 抑うつ気分と歩行障害で発症した男性

抗うつ薬をいろいろ試されたが改善ないまま歩行が困難となり，3年目に来院．パーキンソン病（Hoehn & Yahr 分類Ⅱ度，第Ⅰ章-2の**図2**，p10 参照）と診断されました．
どう治療する？
レボドパ・カルビドパ含有製剤を開始します．本症例ではメネシット® 200 mg 開始により，運動症状が改善し，抑うつ気分も消失しました．パーキンソン病態によるうつは抗パーキンソン病薬の十分な使用で改善します．

処方例
- メネシット®錠 100 mg　朝1錠-昼0.5錠-夕0.5錠　1日3回

症例② 不安・食欲不振とともに動けなくなった発症7年目の男性

パーキンソン病による運動障害の治療中でしたが，特に誘引なく抑うつ的となり，意欲減退，不安が顕著となりました．食欲低下のため食事もとれず，動けなくなりました．抑うつスコア（ハミルトンうつ病評価尺度［HAM-D]）は18点（14点以上はうつ病）でした．
どう治療する？
運動症状への効果が期待されるビ・シフロール®を追加しました．本症例では，HAM-D 5 点に改善しました．

処方例
- ビ・シフロール® 0.5 mg 錠　1回1錠　1日3回　朝，昼，夕を追加

症例③ 自殺未遂で搬送された発症3年目の男性

パーキンソン病の治療中でした．ある時期から急に抑うつ気分，不安，不眠が顕著となり，死ぬ目的で大量に服薬して搬送されました．HAM-D は 39 点でした．
どう治療する？
三環系抗うつ薬であるイミプラミン（トフラニール®）60 mg，アミトリプチリン（トリプタノール®）20 mg を追加しました．本症例では，7 日後には HAM-D 10 点に改善しました．うつ病の合併と考えられます．

処方例
- トフラニール®錠 10 mg　1回2錠　1日3回　朝，昼，夕
- トリプタノール®錠 10 mg　1回2錠　1日1回　就寝前を追加

Ⓒ 認知機能障害はどう治療するのか

治療には精神症状と同様に抗認知症薬（アリセプト®，レミニール®，リバスタッチ®，イクセロン®，メマリー®）を試します．抗認知症薬は悪心，食欲不

振を招いたり，振戦，嚥下障害などのパーキンソン病の症状を悪化させることがあるので，異常があれば主治医に報告します．そのような場合にはリハビリテーションやデイサービスなどにより身体や脳機能を継続的に刺激することが望まれます．

症例　混乱状態で受診した71歳の男性

　1年以上前から前傾姿勢，小刻み歩行を生じていました．1ヵ月前から物忘れが目立ち，風呂や寝室がわからなくなりました．入浴しても，身体が洗えず，髭そりもできない状態でした．日中はウトウト眠り，食事が不規則となり，畑仕事もしようとしなくなりました．夕方になると幻視が出没．ロール2度相当のパーキンソン症状があり，認知症スコア（ミニメンタルステート検査［MMSE］）は30点満点中14点（23点以下が認知症）でした．

どう治療する？

　簡便な投与方法である貼付薬のリバスタッチ®パッチをまず開始しました．本症例では，物忘れの改善，幻視や日中の過眠が消えました．また食事が規則正しくとれるようになり，毎日の日記，畑仕事を再開するまで改善しました（MMSE 28点）．

処方例

- リバスタッチ®パッチ 4.5 mg　連日貼付

D　自律神経症状はどう治療するのか

1）消化管症状（便秘）

　消化管の動きが悪いことへの対応には少量の食物を頻回にとること，便秘に対しては運動と十分な水分補給，そして繊維分の多い食物を摂取するのがよいとされています．薬では酸化マグネシウム，センナ，センノシド，モサプリド，ルビプロストン［アミティーザ®］などがガイドラインで推奨されています．製剤は難治例では新薬ポリエチレングリコール［モビコール®］の有効率が高いと感じます．それでも出なければ坐薬や浣腸を行います．

2）頻　尿

　治療には安全に膀胱容量を拡大させる抗コリン薬（トルテロジン［デトルシトール®］，ソリフェナシン［ベシケア®］，イミダフェナシン［ウリトス®，ステーブラ®］など）を用います．これら薬物は口渇や尿を出にくくしたり，たまには物忘れを悪化させたり幻覚を招くことがあります．β₃アドレナリン受容体の刺激で膀胱容量を拡大させる薬（ミラベグロン［ベタニス®］，ビベグロン［ベオーバ®］）も発売されており，抗コリン系薬物が問題を生じる場合は試してみる価値があります．排出障害が強い場合は膀胱括約筋の弛緩を期待してα遮断薬

便秘，頻尿：第Ⅱ章−3（p29），Q5（p32）参照．

（ウラピジル［エブランチル®］，シロドシン［ユリーフ®］，ナフトピジル［フリバス®］）を投与します．男性では前立腺障害を鑑別します．

3）起立性低血圧✎，食事性低血圧，失神

✎起立性低血圧：第Ⅰ章-2の✎（p6），第Ⅲ章-2（p54）参照．

　血圧が低下しやすい場合には，しばしば高血圧の薬が処方されています．高血圧が合併している他，普段は低いのに病院では高い，あるいは寝ている状態で測ると高いなどの理由で降圧薬が処方されている場合があります．パーキンソン病患者ではたとえ普段は高血圧であっても起立したり，食事や排尿で急激に血圧が下がってしまうことがしばしばです．降圧薬や利尿薬など血圧を下げやすい薬を飲んでいると，この傾向がより顕著となります．失神するほど血圧が下がってしまう場合には，まず降圧薬を減量するか中止します．もし，降圧薬なしでも下がってしまう場合には，塩分を多めにとるようにします．血圧を上げる薬ではミドドリン（メトリジン®）がもっとも有効で，アメジニウム（リズミック®），抗パーキンソン作用のあるドロキシドパ（ドプス®）などが使われます．身体の水分量を増やすフルドロコルチゾン（フロリネフ®）が有効なことがあります．心臓への負担に注意しながら使います．

Ⓔ 疼痛（痛み）はどう治療するのか

　腰椎の圧迫骨折など，原因疾患がある場合はその治療を行います．痛みを引き起こすような明らかな原因がない場合，薬が切れた時に強まる痛みにはウエアリングオフ対策に準じた治療を考えます．非特異的治療として鎮痛薬を内服したり，湿布を貼ります．運動，温熱療法，マッサージなども有効なことがあります．最近では，硬膜外脊髄刺激療法✎の有効性も報告されています．

✎硬膜外脊髄刺激療法：第Ⅱ章-4の✎，p37参照．

症例　**発症4年目の男性**

　発症時より大腿部のこわばり，疼痛，腰痛が出没していました．治療を開始して軽減していましたが，最近昼前や夕食前，薬効が切れてくると再び痛みが強く感じられるようになりました．

どう治療する？

　パーキンソン病治療薬が切れかかった時に悪化するタイプの痛みには，薬効が持続するような薬物調整をすることで改善が期待できます．このような薬には作用の持続が長い各種ドパミンアゴニスト，レボドパ製剤の効果を引き伸ばすデュオドーパ®，エフピー®，アジレクト®，コムタン®，スタレボ®，トレリーフ®，ノウリアスト®があります．

処方例

・ペルマックス®錠250 mg　1回1錠　1日3回　朝，昼，夕追加

第Ⅳ章

パーキンソン病のリハビリテーション

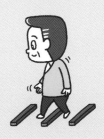

パーキンソン病のリハビリテーション

ここがポイント！
① リハビリテーションは薬物治療や手術療法と並ぶパーキンソン病の重要な治療手段です
② 運動機能，認知機能の両者によい効果を及ぼします
③ うつや幻覚などの精神症状の改善も期待できます
④ 大事な点として患者さん本人が主体となって行う治療法であることに留意する必要があります

A　リハビリテーションにはどういうものがあるのか

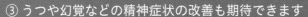
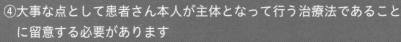

パーキンソン病は運動機能，認知機能が徐々に低下する病気です．進行すると，筋萎縮，筋力低下，関節拘縮，心肺機能低下などの二次的障害も生じます．これら障害への治療には薬を投与しますが，もう１つ重要な柱がリハビリテーションです．リハビリテーションは運動，認知機能障害や二次的に生じる廃用症候群🖉の改善，予防を目的に行います．可動域訓練，筋力訓練，持久力訓練，認知機能障害に対する高次脳機能訓練，嚥下・言語機能訓練，関節拘縮を防ぐ可動域訓練，生活能力低下に対する生活機能訓練などがあります．障害の種類や重症度に応じて訓練を選択します（表1）．

なお，リハビリテーションの指導🖉は理学療法士（PT），作業療法士（OT），言語聴覚士（ST）が担当します．

1）無動・姿勢保持障害に対するリハビリテーション

運動障害に対する訓練の中心は無動，姿勢保持障害に対するもので，筋力増強（大腿など），ストレッチ，関節可動域訓練，方向転換訓練などを行います（図1）．頸部や上肢のストレッチは肩こり，頭重対策にもなります（図1-①，②）．

寝返り困難は，睡眠中の腰や身体が痛みや中途覚醒🖉を引き起こします．そのリハビリテーションには手を伸ばした状態で仰向けになり，上体を大きく左右に回したり，両足を左右に曲げて腰をひねる訓練を行います（図1-⑥）．

腰や背中の前屈に対しては仰向けになってお尻を挙げたり，自転車こぎのまね

🖋さらに詳しく

廃用症候群
安静状態が長く続いたために，筋力低下など身体の機能が低下した状態をいいます．

リハビリテーションの指導
理学療法士は運動療法や理学療法（マッサージや温熱療法），作業療法士は上肢機能など日常生活動作の訓練や脳トレーニング，言語聴覚士は言葉や嚥下の評価，訓練を指導します．

🖉中途覚醒：第Ⅱ章-4の🖉，p35参照．

Hoehn & Yahr 重症度 1～2.5 度	2～4 度	5 度
治療目標	**さらなる治療目標**	**さらなる治療目標**
・活動低下予防 ・運動や転倒への不安予防 ・身体能力維持，改善	・転倒予防 ・以下の症状の改善 　・移乗 　・姿勢 　・手の運動 　・バランス 　・歩行	・身体機能の維持 ・褥瘡予防 ・関節拘縮予防
介入項目	**さらなる介入項目**	**さらなる介入項目**
・前向き生活の推進 ・活動低下予防，身体能力向上 ・バランス，筋力，関節可動性酸素消費能力改善のための積極的運動 ・配偶者，介護者の協力	・積極的で機能的な以下の課題運動 　・一般的運動 　・パーキンソン病特異的運動 　　・認知運動訓練 　　・外部刺激を利用した訓練 ・同時に複数のことをしないよう指導	・ベッドや車いすでの姿勢矯正 ・積極的な運動を援助 ・褥瘡，関節拘縮予防の指導

表 1　リハビリテーションの重症度別治療目標と介入方法

（Keus SH et al：Mov Disord **22**：451-460, 2007）

をしたり，腹臥位でエビ反りになったり，壁に寄りかかって身体を伸ばすなど，体幹筋の筋力強化，ストレッチを行います（図 1-④～⑥）.

2）外部からの刺激を利用したリハビリテーション

パーキンソン病では自発的な運動が障害される一方，外部からの刺激が運動を助けます．すくみなどの歩行障害や姿勢保持障害には，この特性を利用した訓練も試みられます．例えば，視覚刺激や聴覚刺激が効果的です．

3）その他のリハビリテーション

言語のリハビリテーションの一法としてプログラムに従って体系的に大きく話すことを練習するリー・シルバーマン療法（LSVT® LOUD）が注目され，声の大きさ，抑揚，声の質，顔の表情，嚥下能力などの改善に有効との評価が報告されています．同じ概念を身体の動きに応用して身体各所を大きく動かすよう反復訓練するリー・シルバーマン療法（LSVT® BIG）も普及と検証が進められています．また，太極拳，ロボットアシスト歩行訓練，音楽療法，ダンスなどのエクササイズも有用といわれています．最近ではビデオゲームによるエクササイズの報告もあります．

さらに詳しく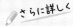

視覚刺激
例えば，床の目印を踏み越えたり，階段を上る時にスムーズに足が前に出ることを応用し，床に線を引いたり，杖の先に横向きのバーやレーザー光の出る特殊な杖（下図）を使って運動開始を促すことができます（Q28，p78 参照）.

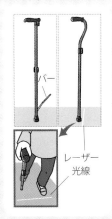

杖の先のバーやレーザー光線を踏み越すよう足を出すことですくみが改善します．

聴覚刺激
例としては，「いち，に」の掛け声や，手拍子が用いられます．メトロノームや音楽のリズムに合わせる音楽療法も有用です．音楽療法は運動改善のみならず，うつ症状の改善など，精神面へのよい効果も報告されています（Q28，p78 参照）.

① 頸部の体操 座位	② 上肢の体操 座位・臥位・立位

   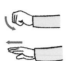

頭を前後にゆっくり倒します.	頭を左右にゆっくり倒します.	頭を左右にゆっくり回します.	腕を挙げ，指を握ったり伸ばしたりします.	肘を伸ばし手首を上げ下げします.	両手を胸の前で合わせ手首を左右します.

③ 下肢の体操 座位	④ 体幹の体操 座位

  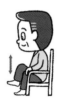 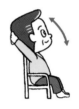 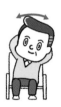

いす，またはベッドの端に座り，足先を交互に上げ下げします.	いす，またはベッドの端に座り，膝を交互に曲げ伸ばしします.	いす，またはベッドの端に座り，腿を交互に上げ下げします.	いす，またはベッドの端に座り，両手を頭の後ろに組み，体をゆっくり前後に曲げ伸ばしします.	いす，またはベッドの端に座り，両手を頭の後ろに組み，体を左右にゆっくり倒します.

⑥ 体幹の体操 臥位

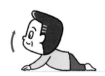 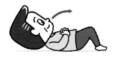 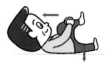

うつ伏せに寝て両手で上体をゆっくり起こします.	仰向けに寝て両足を曲げ，起き上がります.	片足を抱えて胸に引き寄せます．他方の足を床に押しつけます.

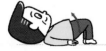 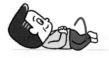 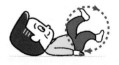

仰向けに寝て両足を曲げ，お尻を上げます.	仰向けに寝て両足を曲げ，左右にゆっくり倒し腰をひねります.	仰向けに寝て自転車をこぐように両足をクルクル回します.

図1 パーキンソン病の理解とリハビリテーション

73

上肢の体操

座位・臥位・立位 | 座位

肘を直角に曲げて体につけ，手を外に開きます．

両腕を交互に曲げ伸ばしします．

両肩をすくめて力を抜きます．

両手を合わせ腕をゆっくり挙げます．

両手を合わせ腕をゆっくり体をひねりながら斜めに挙げます．

体幹の体操

座位 | ⑤ 体幹の体操 立位

   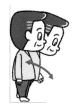 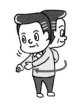

いす，またはベッドの端に座り，両手を頭の後ろに組み，体を左右にゆっくりひねります．

いすに座り，手と反対側の足先が触れるように体をひねります．

壁に向かって立ち，両手を壁について胸を壁につけるつもりで背筋を伸ばします．

壁を背にして立ち背中を壁につけるようにします．

立ったまま体を左右にゆっくりひねります．

⑦ 歩行

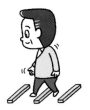

床に板きれやタオルなどを置き，それをまたぐように歩く練習をします．

（山永裕明，野尻晋一：図説パーキンソン病の理解とリハビリテーション，三輪書店，東京，2010 より）

Ⓑ なぜリハビリテーションが重要なのか

1）リハビリテーションの意義

　音楽療法を含め，リハビリテーションは運動能力などの身体機能を高め，認知機能や気分を改善し，日中の眠気を減らします．運動能力低下，認知機能低下，日中過眠，うつは，幻覚や妄想発現の背景にもなりますが，リハビリテーション テーション効果の検討 ✎ では，軽症例で幻覚の改善も期待できます．妄想の存在する例や客観視できない幻覚を伴う重症例では薬物治療が主となりますが，並行して前述の機能を高め，総合的に改善を促す点で意義があります．認知機能障害が進んだ例では薬物療法が必ずしも効果があるわけではなく，リハビリテーションの重要性が増します．

2）嚥下障害に対するリハビリテーションの重要性

　食べ物を飲み込む（嚥下）段階には①認知期，②準備期，③口腔期，④咽頭期，⑤食道期 ✎ がありますが，パーキンソン病患者ではこれらすべての段階が障害されます．直接の運動障害だけでなく，パーキンソン病の病態により，あるいは薬剤により唾液分泌が低下して口腔が乾燥したり，首下がり，腰曲がりなどの姿勢異常も嚥下障害の要因となります．嚥下障害は誤嚥性肺炎や窒息の原因にもなるため，特に注意すべきです．嚥下障害は食物嚥下時のむせ，咳き込み，鼻からの流出，咽頭残留感，呼吸苦などで察知できます．進行とともに重症化しますが，Hoehn & Yahr 重症度Ⅱ度の軽度でも潜在していることがあり，嚥下造影検査（VF）✎ で検出することができます．

Ⓒ リハビリテーションの実際とポイント

　軽症時は姿勢安定を目的に特に下肢を中心に筋力強化を行います．いくつかのパーキンソン体操が工夫されています（図1）．表1を参考に，重症度に応じたリハビリテーションを行いましょう．

　以下に各症状への具体的な運動訓練を国立療養所神経筋難病情報サービスの推奨運動をもとに示します．いずれも薬の効いたオン時に行います．

1）歩行障害

　前屈姿勢を改善するため，歩行時に腰を伸ばします．地面にはかかとから足を着けるようにし，腕を大きく振ります．前方に突進するようであれば，立ち止まり，姿勢を正して深呼吸してから歩き出します．

2）方向転換障害

　方向転換時に，小刻み歩行，すくみ足となって，しばしば転倒します．これに対しては片足ずつ動かして体の向きを変えるか，大きくカーブを描いて歩き，ゆっくり方向を変えます．転倒しやすい状態にある時には，あらかじめ用心して

✎ さらに詳しく

リハビリテーションの有効性
パーキンソン病患者への理学療法の有効性を論じた14論文の検討（Goodwin VA et al：Mov Disord **23**：631-640, 2008）によると，身体機能，生活の質，筋力，バランス，歩行能力の改善が期待されます．より最近の検討でも歩行やバランス障害への有用性が示されています（Tomlinson CL et al：BMJ **345**：e5004, 2012）．一般高齢者を対象とした運動，リハビリテーションの検討でも身体機能の維持，改善が報告されています．運動がうつ，肥満，癌，パーキンソン病やアルツハイマー病における認知機能低下を予防ないし改善させるとの報告もみられます．認知機能の改善も期待されます．

嚥下動作の5期
①認知期：先行期とも呼び，食べ物を認知してどのように食べるか判断する，②準備期：食べ物を取り込み，咀嚼し唾液と混ぜて飲み込みやすい食塊をつくる，③口腔期：食塊を舌によって口腔から咽頭へと送り込む，④咽頭期：食べ物をのどから食道へ送り込む，⑤食道期：食塊を食道内から胃へと送り込む．

嚥下造影検査（VF）
X線をあてながら，バリウムの入った液体やゼリーなどを実際に食べている様子を観察し，異常がないか調べる検査です．

しっかりした物につかまって方向を変えます．廊下の曲がり角，トイレの入り口，部屋の出口の柱など向きを変える場所には，つかまることができる手すりを取りつけましょう．

3）すくみ足

その場で足踏みを繰り返してから前へ進む，またはあえて最初の1歩目を後方に引いてから前方へ進むようにします．「いち，に，いち，に」と調子をとりながら歩きます．横には足が出やすいため，カニ歩きや斜め，斜めに足を出すスケート歩きも試みる価値があります．前述の特殊な杖を用いたり，床のタイルや溝あるいは目印に引いた線を意識してまたぐ要領で歩くと足が出やすくなります（図1-⑦）．先端の杖のようにレーザー光で誘導する装置も各種開発されています．また，歩行器を押すとたいていの患者はスムーズに足が前に出ます．

4）姿勢障害

前屈姿勢や，側屈のために腰痛を生じやすく，加速歩行を誘発したり，転倒の原因ともなります．矯正は次のような方法を試みます．①鏡をみて，姿勢を矯正する，②背中を壁につけて立位を保つ，③壁に両手を着け，腰を伸ばしながらすり上がっていく，などです．体幹の筋力強化目的で図1-⑥に示したような訓練を行うこともあります．

5）嚥下障害

オン時に食事するよう指導します．この目的で薬は食前に内服することも勧められます．リハビリテーションでは舌の運動訓練，声帯内転運動，頸，体幹，肩の可動域訓練などが有効と報告されています．進行例ではバルーン法の有効性が検討されています．アイスマッサージを食事前に行うと，食べ始めに起こりやすいムセが減少します．また，口の中に食べ物を入れたまま止まってしまう人では，のみ込みを誘発できます．嚥下障害がある場合は薬物治療，リハビリテーションと並行して食事形態（図2）の見直しが重要です．状態に合わせて，半固形食（ゼリー状），ミキサー食（ペースト状），軟菜食（きざみ），軟菜食（一口大），普通食を選びます．まったく飲み込めない場合，経管栄養（自己挿入を含む）や胃瘻造設を考慮します．

6）言語障害

パーキンソン病の言語障害には，①拘束性呼吸機能障害と，②運動低下性構音障害があります．声の異常は薬が効きにくい症状の1つです．薬物治療と並行して歌，朗読などによる発声訓練が有用です．その1つに前述のリー・シルバーマン療法（LSVT® LOUD）が知られています．自宅でもできる発声訓練としてはプッシング・プリング法があります．左右の手のひらを合わせ両側から押す，手の平で壁を押す，腰かけた椅子に手をかけて引っ張り上げるなどの動作を一気に行い，力を入れた時に同時に「えいっ」と大きな声を出します．怒責で

特殊な杖：本章のp71，視覚刺激参照．

さらに詳しく

加速歩行（突進）
歩き出すとだんだん早足になってしまい，止まることができない状態をいいます．

嚥下障害のリハビリテーション：第Ⅴ章-5，p90参照．

さらに詳しく

バルーン法
食道内でバルーンを膨張させて食塊を胃へ送りこむ動き（食道蠕動運動）を引き起こさせたり，膨らませたままのみ込んだりして訓練する方法です．
アイスマッサージ
氷水につけた綿棒で上あご（軟口蓋），舌の奥を刺激する方法です．

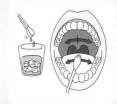

さらに詳しく

拘束性呼吸機能障害
胸郭の運動が制限されたり，呼吸筋の運動障害により音圧低下が引き起こされたりします．
運動低下性構音障害
声帯の筋肉が痙攣を起こして閉じてしまったり，発話速度が加速するなどで発話が不明瞭になります．

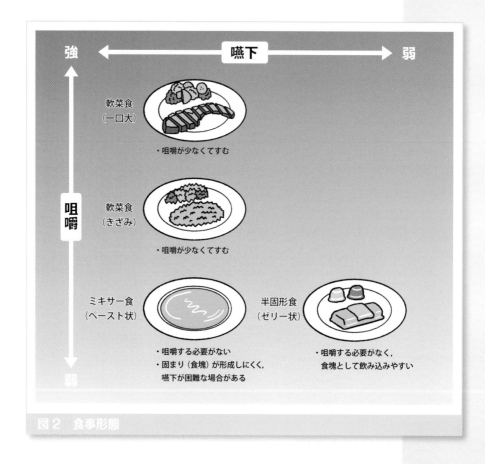

図2　食事形態

声門が閉鎖され，大きな声が出ます．「大きな声」を出す感覚がよみがえれば，次には思いっきり息を吸い，最大限の努力で「あー」「えー」とできるだけ長く声を出します．男性で30秒，女性で20秒ほどが理想です．慣れたら，挨拶語→「か」のつく言葉を列挙→朗読→会話，とステップアップしていきます．また，進行予防に"カラオケ"はいかがでしょうか．

7）認知機能障害

　いくつかの試みが検討されています．現実志向的認知行動療法は，実際の日付や時間，場所を取り入れた話をし，見当識などの改善を目指します．回想法は，グループで以前流行した歌などの思い出やこれまでの人生を話し会うなどして脳の活性化，精神の安定，対人的交流を目指します．

　毎日，すこしずつでも訓練を反復することが大切で，自宅での自主訓練が重要です．運動だけでなく，認知機能もトレーニングで改善します．軽症なら積極的に趣味やボランティアなどの社会的活動に参加することを勧めます．進行した場合はデイサービスなどを利用し，運動やゲームを通じて身体，認知機能の改善に努めます．

見当識障害：第Ⅰ章−3の，p14参照.

D 日常生活上の注意点

　パーキンソン病とつき合ううえで大切なのは，前向きな生活姿勢，積極的運動，そして事故防止です．前向きで意欲的な生活姿勢がある患者ほど，生活の質がよいと報告されています．また，運動は先述のようにパーキンソン病の運動症状，認知機能低下の進行を遅らせると期待されます．ドア，狭いところ，障害物のあるところでは連続した運動が障害され，足が踏み出せなくなります．その予防目的で，不要な障害物を廊下などの生活空間から除きます．事故防止の目的で段差をなくす，手すりの設置，通路の障害物の整理など住環境の見直しを行います．

　パーキンソン病では同時に複数の行動をすることが難しくなります．手に物を持って歩くより，肩からかけて歩くほうがスムーズです．これから行う動作をイメージしながら行動するほうが，他のことを考えながら行動するよりうまくいきます．

　また，自宅では動けないのに診察室ではすたすた歩き，家族をがっかりさせることもしばしばあります．旅行など，非日常的行事を積極的に生活に取り入れ，ドパミンをたくさん放出させて，能力を最大限に引き出したいものです．

住環境の見直し：第V章-2の（p84），第VI章-2（p101）参照.

E 自宅でできるリハビリテーション

　図1に示したように，日々すこしずつでも，体力に合わせてスポーツ，散歩，ストレッチ，大腿筋トレーニングを継続することが大切です．

　嚥下や言語のトレーニングとしては大きな声で歌を歌う，掛け声をかける，朗読をすることなどが勧められます．またカラオケも有用です．自力でできない場合にはデイサービスでの活動の他，通院リハビリテーション，通所リハビリテーション，訪問リハビリテーションなどが利用できます．

患者さんによく聞かれる Q&A

Q27 文字が小さくなり書きにくいのですが，なにかよい方法を教えてください．

　続けて字を書くとだんだんと手の動きが小さくなって，書かれた文字も小さくなってしまうことがあります．鉛筆などで最初に文字の大きさを決める罫線を紙に引いておいて，それを参照しながら書くとよいかもしれません．

（武田　篤）

Q28 すくみ足や突進（加速歩行）の対処方法を教えてください.

　できるだけ歩行のリズムを保つように意識することが効果的です. p71 の🖉**聴覚刺激**で挙げたように手拍子や「いち, に」の掛け声も効果的です. どうしても最初の1歩が出ない時に, あえて最初の1歩目を後方へ引くとスムーズに前へ歩行できる場合もあります. 音楽療法として, 行進曲のようなテンポのよい曲を聞きながら歩くと安定することがあります. この目的で CD 付きの本も市販されています（林 明人〔著〕「パーキンソン病に効く音楽療法 CD ブック」［マキノ出版]）.

　屋内で, 決まった場所で必ず足が出にくくなる場合には, 床にテープを貼るなど足を踏み出す目印を作っておくとよい場合があります. 専用に工夫された杖（🖉**視覚刺激, 聴覚刺激,** p71 参照）も市販されています.

　　　　　　　　　　　　　　　　　　　　　　　　　　（武田　篤）

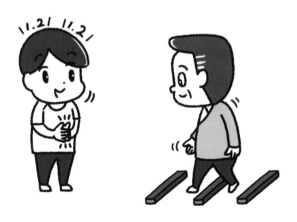

床に貼ったテープなどに足をとられて転ぶこともある
よく注意しよう

第Ⅴ章

病状が進んだ時に気をつけること

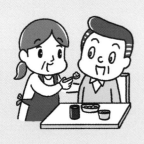

1

認知症はいつ，どのように発症するか

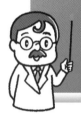

ここがポイント！

① パーキンソン病にはしばしば認知症が合併します

② ドパミン補充を中心とした薬物療法が充実してきた現在，随伴する認知症がむしろ大きく予後を左右することが知られています

③ パーキンソン病の認知障害にはコリンエステラーゼ阻害薬がある程度有効です

1）いつ発症するのか

　当初パーキンソン病では運動障害が生じるものの，認知機能は保たれると考えられてきましたが，今日ではパーキンソン病には特有の認知機能障害が高頻度に合併することが知られています．主要な障害領域は，遂行機能（動作を滞りなく進めていく能力），注意機能，視覚認知機能であり，見当識や記憶力は比較的保たれることが知られています．複数の領域が障害されるとパーキンソン病認知症（Parkinson disease dementia：PDD）へ移行しますが，横断研究からパーキンソン病の約30％程度がパーキンソン病認知症であること，また縦断研究の結果から10年で約50％，20年経過すると約80％以上の症例がパーキンソン病認知症に移行することが明らかとなってきました．さらにパーキンソン病認知症の臨床像，そして剖検脳での病理所見はレビー小体型認知症（dementia with Lewy bodies：DLB）と区別できないことも知られてきました．すなわち，パーキンソン病は基本的に進行とともに認知症を併発する疾患であることが次第に明らかとなっています⚠．

2）どのような場合に発症しやすいのか

　これまでにパーキンソン病認知症へと進展するリスク因子として，年齢が高い，運動機能の重症度が高い（特に筋強剛，姿勢保持障害，歩行障害が顕著な症例）などが挙げられています．また姿勢保持障害が顕著な臨床型（postural instability gait difficulty：PIGD type），注意機能障害が早期から目立つ例，レム睡眠行動異常症の合併例は，認知機能障害の合併頻度がより高いとする報告もあります．

　さらに最近，パーキンソン病の非運動症状の中でももっとも多くみられるもの

🖊 見当識障害：第Ⅰ章－3の🖊，p14参照．

🖊 PDDとDLBの鑑別：第Ⅰ章－3の表2，p14参照．

⚠ **気をつけよう**

パーキンソン病認知症ではしばしば幻覚や妄想が問題になります．こうした精神症状はドパミン補充療法で悪化することがあるため，しばしば薬剤を減量せざるを得なくなります．このため認知症の合併後は運動機能も悪化し，さらに予後が悪くなってしまいます．

🖊 レム睡眠行動異常症：第Ⅱ章－1の🖊，p19参照．

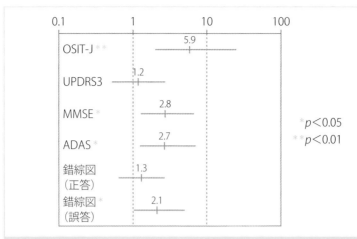

図1　パーキンソン病認知症発症のリスク因子と危険率（オッズ比）

嗅覚低下（OSIT-J スコア）がもっともその後 3 年間のパーキンソン病認知症の発症と関連していた．他に認知機能スケール（MMSE）や記憶検査（ADAS），錯綜図認知検査も多少の関連を示した．

(Baba T et al：Brain **135**：161-169, 2012)

の 1 つである嗅覚障害の程度が，短期記憶機能や視覚認知機能障害とよく相関することが明らかになっています．つまり認知症のないパーキンソン病患者に重度の嗅覚障害があるとパーキンソン病認知症となりやすく，嗅覚障害の存在が，その後のパーキンソン病認知症の合併をもっともよく予測する臨床症候であることが明らかとなりました（図1）．

3）早期発見するには

　アルツハイマー病では認知機能障害の早期発見を目指して軽度認知障害（MCI；mild cognitive impairment）という概念が提唱されました．それに準じて現在では，パーキンソン病認知症の認知機能障害の初期像（パーキンソン病 MCI の臨床像）を捉えようとする試みもなされてきています．パーキンソン病認知症の初期に出現する可能性の比較的高い症状として以下のものが挙げられます．

①嗅覚障害：においがわかりにくい．その結果として食物の味わいが変わったように感じることもあります．

②遂行機能障害：作業の手順がわからなくなり，動作がうまくできない．

③注意機能障害：注意力が持続しにくくなる．その結果として，例えば忘れ物が増える．

④視覚認知機能障害：複雑な図形を理解するのに時間がかかる．みえているものを誤って認識する（錯覚）ことが増える．

さらに詳しく

MCI
MCI（エム・シー・アイ）とは，認知症の前段階（正常と認知症の間）の状態をいい，米国で提唱された比較的新しい概念です．

嗅覚障害
嗅神経につながっている嗅球という脳内の組織は，パーキンソン病で黒質とともに最初に障害を受けるため，においの障害が最初に起こるといわれています．

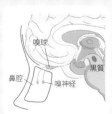

4）治療法はあるのか

　患者年齢の高齢化によりパーキンソン病認知症の症例も増えていると推定されますが，まだ残念ながら対処法が確立しているわけではありません．しかしパーキンソン病認知症に対してアルツハイマー病の治療でも用いられるコリンエステラーゼ阻害薬が有効であることが示唆されており，早期から使用することによって認知症の発症を遅らせ，予後を改善することができるかもしれません．

覚えておこう！

● 高齢発症例がますます増加している現在，パーキンソン病の治療を進めていくうえで，随伴する認知症の早期発見と早期治療法の確立は急務となっています．

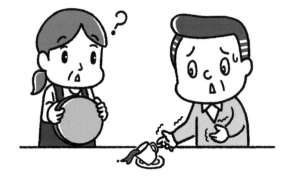

早期発見とその治療の確立が急がれている

2 転倒しないようにするにはどうしたらよいか

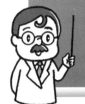

ここがポイント！

① パーキンソン病の治療中，転倒事故の予防はもっとも注意すべきものの1つです

② 姿勢保持障害を中心とする運動機能障害が転倒のリスクとなります

③ 一方で，注意機能障害などの認知機能障害も転倒リスクに大きく関係しています

1）なぜ起こるのか

　パーキンソン病ではしばしば転倒が問題になります．特に後方に転倒しやすくなることが多いようです．運動機能障害がより重篤である場合，特にすくみ足や無動，姿勢保持障害が強いケースなどでは転倒のリスクが上昇します．さらに認知機能も転倒に関係し，特に注意機能障害が転倒と密接にかかわっていることが明らかとなっています．

2）転倒しないようにするには

　以前から，何か他の動作をしながら歩くなど，複数の動作を同時にしている時に転倒しやすいことが知られていましたが，これも注意力の低下と関係するかもしれません．したがって，転倒傾向が目立つ患者さんの場合は，歩行時に集中力を維持することが大切になります．歩行中は他の動作をしないほうが安全であり，たとえば話しながら歩くのもそうした意味で好ましくありません．歩行時に両手が塞がっていると，とっさの時に手や腕が使えないために転倒時のダメージが大きくなりがちです．両手に物を持つことは避け，できれば荷物はリュックサックなどにまとめて両手が自由になるようにしたほうが安全といえます△．

　転倒事故の多くは屋内，しかも自宅で生じています．特に急な動作をしようとした時，たとえば急な来客（宅配便など）や電話に応対しようとして転倒するケースは意外に多いものです．後ろから声掛けをするのも禁物です．急な方向転換はしばしば転倒を誘発します．どんな時でも焦らずに対応し，必ず自分のペースを守るように指導します．

　睡眠薬や気分安定薬の多くには筋弛緩効果があり，平衡機能もやや低下させる可能性があります．転倒しやすい場合はできるだけ服用を避けるべきです．特

🖊 さらに詳しく

転倒予防にドネペジル？
転倒傾向には注意機能障害が関係しており，その背景にアセチルコリン系の低下が示唆されています．
脳内のアセチルコリン系を刺激するため，コリンエステラーゼ阻害薬の1つであるドネペジルにはアセチルコリン系の刺激作用があり，臨床試験が行われた結果，パーキンソン病の転倒改善効果も報告されています．

⚠ 気をつけよう

犬の散歩の際には何時でも手を離せるようにリードを持つことが必要です．動物はしばしば予期せぬ行動をしますので，紐を手に巻きつけたりすると転倒の原因になります．小さなお子さんを連れて歩く際にも似たような注意が必要です．

🖊 さらに詳しく

筋弛緩効果
筋肉が緩み，力が込められない状態になり，転倒を引き起こすことがあります．

に夜間，睡眠薬を飲んで就寝後にトイレに起きたりすると非常に転倒しやすくなります．どうしても睡眠薬を使わないとならない場合は，夜間は尿瓶を使うなどで事故防止に努めます．

　パーキンソン病にはしばしば自律神経障害のために起立性低血圧が合併します．立ったときに血圧が急激に下がると失神を生じ，転倒の原因になります．血圧の管理をして低血圧傾向が目立つ場合は薬剤の調整を試みる必要があります．日常の動作範囲ではできるだけ障害物は撤去するなど，住環境の見直しは非常に有効です．転倒時に怪我をしないように家具などの角部分には市販のクッションテープを貼っておきます．屋内でのスリッパ，屋外でのサンダルなど脱げやすく，滑りやすい履物には注意が必要です．屋内では裸足か滑り止めのついた靴下を使う，屋外では歩きやすい運動靴を用いるなどの工夫も有効です．

3) 転倒してしまったら

　万一，転倒によって骨折すると動けない時期が続くため運動機能が急激に低下し，その後の回復リハビリテーションには長い期間を要します．転倒時の骨折で特に多いのは，大腿骨骨折と脊椎の圧迫骨折です．また頭部打撲によって慢性硬膜下血腫を生じることもあります．転倒直後には大丈夫でも，数日～数週間を経て片麻痺，意識がボーっとするなどの症状が出現したら脳 CT や MRI などの検査を早めに受けるべきです．

　転倒時に大腿骨を守るために大腿外側部につけるプロテクター（ヒッププロテクター）が市販されています．頭部を保護できるヘッドギアもあります．繰り返し転倒する場合には，身体を守るためにこうした装具の使用を考慮するのもよいでしょう．

覚えておこう！

● 転倒予防の 5 箇条
　① 歩きながら他のこと（会話など）をしない．歩行中に声がけをすることもできるだけ避ける．
　② 急な動作を避ける．来客や電話などで焦らない．自分に安全なペースを守る．
　③ 歩行中に両手が塞がることを避ける．とっさの時に両手が使えるように空けておく．
　④ スリッパやサンダルなど脱げやすく滑りやすい履物は使わない．
　⑤ 気分安定薬や睡眠薬はなるべく避ける．飲んだ夜にはトイレに立たない．

🖊 起立性低血圧：第Ⅰ章−2 の🖊 (p6)，第Ⅱ章−2 (p24) 参照．

✏ さらに詳しく

住環境の見直し
階段やトイレ，浴室などできるだけ手すりをつける，段差をなくす，電源コードなどのつまずきそうなものは排除する，という配慮が大切です（第Ⅵ章−2，p101 参照）．また，介護保険により，段差解消などのための住宅改修費の一部支給が受けられます（第Ⅵ章−4，p106 参照）．

⚠ 気をつけよう

転倒によって骨折すると，たとえ骨折が治癒してもその後のリハビリテーションがうまく進まずに，転倒を契機として歩行できなくなるケースが非常に多いため注意が必要です．何よりも予防が大切です．

3 急に動けなくなったらどうしたらよいか

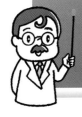

ここがポイント！

① ウエアリングオフは内服の工夫で回避可能なことが多いので，よく理解して，自分でも意識するようにしましょう

② 通常，しっかり内服できる患者さんが急に動けなくなることはありません

③ パーキンソン病の進行による運動症状の動揺は，早めにその徴候を見い出して内服薬の調整や変更で対処が可能です

　病気とのつき合いが長くなると，比較的よく経験する症状がウエアリングオフです．パーキンソン病治療薬の症状改善効果が長続きせず，次の内服までもたなくなるため，急に動作が緩慢になったり，ふるえがきたり，ということが起こるようになる場合があります．ウエアリングオフは内服の工夫で治療可能であることが多いので，よく理解して，自分でも意識するようにしましょう．まずウエアリングオフを理解するためにはパーキンソン病治療のスタンダードであるレボドパ製剤の，体の中での動きを知る必要があります．

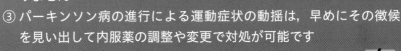

ウエアリングオフ：第Ⅱ章−1，p21 参照．

レボドパ製剤：第Ⅲ章−2，p49 参照．

1）なぜ起こるのか

　レボドパ製剤を内服するとレボドパは小腸から吸収されて，体を循環している血液中に取り込まれ，やがて脳に運ばれます．血液中のレボドパ濃度は高いと，より脳へ運ばれる割合が増えますが，ヒトの体にはこうした薬物を分解して排泄しようとする機能があります．血液中のレボドパは時間とともに分解されて減少します．濃度がもっとも高いところ（Cmax）から半分のところまで減少するのに要する時間を血中半減期（T½）と呼びます．レボドパの血中半減期は通常60〜90分ですが，病気をはじめいろいろな原因で変化します．レボドパの治療効果は，脳の中に運ばれドパミンに変換されてはじめて発揮するため，血中濃度とは必ずしも一致しません．しかし血液中のレボドパ濃度は高いほうが，より脳へ運ばれる割合が増えます．パーキンソン病では，発症早期の患者は血中半減期が比較的長く，発症から時間が経過している患者は比較的短いことがわかっています．そのため発症早期には内服薬の効果は十分持続するのですが，進行期になると次の内服時間まで効果がもたない，すなわちウエアリングオフが起きてくるのです．

さらに詳しく

血中半減期（T½）

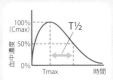

Cmax：最高血中濃度
Tmax：最高血中濃度到達時間
T½：血中半減期

2）どうするか

　もし急に動けなくなって，身近に誰もいないとなると厄介なことになりかねません．いかに急に動けなくなっても，すぐに手の届くところにレスキュー・ドーズとしてレボドパ製剤を常日頃，準備しておくように注意しましょう．

3）予防するには

　通常，しっかり内服できる患者が急に動きが悪くなるということは，そう多くはありません．パーキンソン病の進行による運動症状の動揺は，早めにその徴候を見い出して，内服薬の調整や変更で対処が可能です．むしろ急に動けなくなった場合には，パーキンソン病以外に体調を崩すような別の病気の存在を疑う必要があります．その場合は治療薬の服用をきちんと行いつつ，原疾患の治療を行わなければなりません．非常に多いのが脱水症状です．もともとパーキンソン病患者は水分摂取量が少ないので，努めて水分摂取するようにしましょう△．これらが解決されても急激なオフ時が改善されない場合には，治療の再検討が必要です．

⚠ **気をつけよう**

パーキンソン病患者の水分摂取量は元気な人の半分くらいという日本の研究データがあります．夏場はもちろんのこと，寒い冬にも冷たいものを避けるせいか，水分が不足しがちです．水分不足は便秘を助長したり，膀胱炎などの尿路感染症の原因になる恐れもあります．

覚えておこう！

- 緊急避難的なレボドパ製剤の内服であるレスキュー・ドーズを理解しましょう．
- 通常は1錠を内服します．飲み込めなければ口の中の粘膜からの吸収を期待して，舌の裏側に入れたり，かみ砕いてもよいでしょう．最悪の事態を回避するためにはとても重要なことです．
- 同じ目的でアポモルヒネの注射薬（アポカイン®）を使うことがあります．注射薬なので速く効果が現れます．

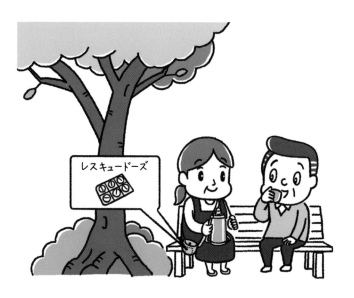

こまめな水分補給といざという時のレスキュー・ドーズの準備を

4 夜眠れない，昼間寝過ぎになったら

ここがポイント！

① 不眠はパーキンソン病に特有の症状ではなく，入眠障害型，睡眠断片型，早朝覚醒型などがあります

② 日中過眠はパーキンソン病の約 30％に認められますが，薬による治療は困難で日常生活の工夫が必要な症状です

　不眠はパーキンソン病に特有の症状というわけではありませんが，日中の過剰な眠気，すなわち日中過眠はパーキンソン病に非常に多く，約 30％に相当するといわれています．不眠と日中過眠は互いに原因と結果の関係にあって，患者一人ひとり，その背景は異なっています．一般的に睡眠時間が短いのは健康的な生活を送るうえで好ましくありません．パーキンソン病の治療は薬物療法が基本ですから，内服する時間がまちまちでは本来得られるべき効果も半減してしまう恐れがあります．発症してまもない早期の患者はそれほどではありませんが，病気とのつき合いが長くなると，とりわけ起床から日中の身のこなしを維持するように内服時間を調整することが必要になってきます．就寝時間が遅くなるとこうした 1 日のサイクルが徐々に狂って，治療薬の効いて欲しい時間に効果が出ないということも考えられます．日中過眠はそれ自体が不眠の原因になることから，日頃の注意が大切で，日中はなるべく眠くならないように生活を工夫しなければなりません．一方，高齢者では夕食後に服薬してまもなく就寝してしまい，まだ夜が明けない前から起き出すために，午前中の生活動作に支障をきたしたり，逆に日中に眠ってしまうこともあります．よりよい睡眠を得るためには，できるだけ規則正しい生活を送るよう心がけることが大切です．

1）なぜ起こるのか

　不眠の原因はさまざまですが，病型としては 3 つに分けられます．①まずは寝つけないため，あるいは夜更かししてしまうために入眠が障害されるタイプ（入眠障害型），②次に夜間頻尿を代表とする夜間症状のために睡眠が断片化するタイプ（睡眠断片型），③最後は早朝に目が覚めて寝つけなくなってしまうタイプ（早朝覚醒型）です．不眠の治療は一般的に行われる治療と大きく変わりませ

日中過眠：第Ⅱ章−4 の，p36 参照．

さらに詳しく

よい睡眠を得るための環境調整

- 日中の十分な活動
- 日中十分光を浴びる
- 昼寝は 15 時以前に短時間（20〜30 分程度）
- 就寝前の刺激物（アルコール，カフェイン），喫煙，飲水を避ける
- 夜食を控える
- 眠前のリラックス
- 適温で静かな環境
- 寝る前にいつもと変わったことをしない
- 規則正しい入眠時間
- 睡眠時間は 7〜8 時間以内
- 決まった寝室

（日本神経学会（監）：パーキンソン病治療ガイドライン 2011，医学書院，東京，p147，2011 より引用）

んが，パーキンソン病では病気そのものによる場合や夜間頻尿による場合，レム睡眠行動異常症，レストレスレッグズ症候群による場合など，原因によって工夫が必要なときがあります．パーキンソン病そのものによる睡眠障害には日中過眠や，夜間の寝返り困難や早朝の下肢ジストニアなど夜間のウエアリングオフに起因する問題が多く，通常の不眠治療に加えて就寝前のドパミン補充が有効な場合があります．

🖊レム睡眠行動異常症，レストレスレッグズ症候群：第Ⅱ章−1の🖊，p28 参照．

🖊寝返り困難のリハビリテーション：第Ⅳ章，p72 参照．
🖊ジストニア：第Ⅱ章−1の🖊，p21 参照．

2）どうするか

　日中過眠の治療は非常に困難で，薬物療法には期待できません．むしろ日中の生活を見直し，余暇やボランティアなどの社会活動への参加，外出などのレジャーやデイサービスなどの社会福祉資源の活用など，積極的に覚醒状態を保つように取り組みましょう．昼寝は有効ですが 30 分以内にとどめます．夜間頻尿はパーキンソン病の非運動症状の中でも頻度が約 60％と非常に高く治療に難渋する症状です．過活動膀胱や前立腺疾患など，原因に応じた治療が必要になります．レストレスレッグズ症候群はパーキンソン病患者では健常者よりも起こす頻度が 2〜5 倍ほど高いことが知られています．パーキンソン病治療薬であるドパミンアゴニストが有効です．

3）注意すること

　夜眠れない，昼に寝過ぎることで非常に困る問題として，幻覚の助長，認知機能への悪影響が挙げられます．パーキンソン病患者でも高齢化とあいまって潜在的に認知機能が障害されていることがあり，このような患者では薬剤性にも小動物や人影といった幻覚を起こしやすくなります．こうした精神症状は夕暮れ時から夜間にかけて出現することが多いことから，不眠の改善がとても重要です．健康的な生活を乱し，やがては家庭生活を営むにも弊害となりえます．また日中の過眠は認知機能障害を顕在化させたり，意欲の低下を引き起こしたり，何よりも生き生きとした生活を営むことが損なわれるようになる恐れがあります．

覚えておこう！

- 不眠には通常の睡眠治療の他にドパミン補充が有効な場合があります．
- 日中過眠には予防と解消の工夫が必要ですが，治療目的に内服している薬剤が原因のこともあるため，一度チェックする必要があります．

5 誤嚥の対処法と肺炎予防

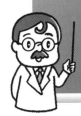

ここがポイント！

① 嚥下障害を自覚したら，誤嚥性肺炎を防ぐことがもっとも大切です

② 現時点では薬物療法，リハビリテーションを駆使して，患者さん一人ひとりの状況に即した対処を行います

　食べた物を飲み込む，栄養状態を良好に保つためには絶対に必要な機能が嚥下機能です．その機能低下は栄養状態を悪化させるのみならず，むせて誤嚥し，悪くすると誤嚥性肺炎を引き起こす恐れがあり，長く病気とつき合っていくうえでとても大事な問題です．しかしその治療となると，標準的といえるような手立てはありません．医師もその管理，治療には大変，難渋し，患者一人ひとりに対して誤嚥防止の対策を工夫して対応しているのが現状です△．生命維持を優先するためには，経管栄養を選択せざるを得ない場合もあることも事実です．もちろん経管栄養に至る過程においては，経口摂取の持つ全人的な意義の重要性を尊重し，より日常生活の質を維持するために努力をすることが先です．

1）どうするか

　いまの時点では薬物療法，リハビリテーションを駆使して，患者一人ひとりの状況に即した手厚い対処を行います．当然のことですが，介護にあたる患者の家族とのコミュニケーションもまた非常に重要です．

ⓐ薬物療法

　まず薬物療法についてです．そもそもパーキンソン病治療薬による治療効果が不十分であるために嚥下機能に障害をきたしている場合があります．ウエアリングオフに伴って嚥下障害をきたしている患者も適切な治療薬の調整により改善できる場合があります△．残念ながらドパミン系治療薬であるレボドパは，嚥下障害には効果が乏しいことが示されています．しかし治療方法が確立されていない現状では，まず試みるべき薬剤であろうと思われます．効果は乏しいとはいえ，これまで報告されている研究の中でも患者全員が無効だったわけではないからです．なお，単にレボドパを増量しても改善が得られない場合，食前の内服が有効

⚠ **気をつけよう**

嚥下障害は一般的に進行期の患者で問題となることが多いですが，早期から軽度の嚥下障害を自覚する患者もいるため，対応は一様ではありません．

⚠ **気をつけよう**

パーキンソン病治療薬の増量は自己判断で行ってはいけません．医師の判断が必要になりますので，十分に相談することが必要です．

な場合もあります．ドパミン系治療薬であるドパミンアゴニストの中にも嚥下障害に対する有効性が示されているものがあります．しかしすべてのドパミンアゴニストが有効ということではありません．パーキンソン病の全治療経過における各治療薬の役割にも関係する問題のため，やはり主治医とよく相談するよう促す必要があります．

ⓑ リハビリテーション

嚥下運動のリハビリテーションも大切です．その有効性を示した研究結果はありませんが，短期的な有効性やパーキンソン病の長い経過によって生じる筋力の衰えに対する有効性などから，もちろん推奨されます．病院では言語聴覚士が嚥下訓練を担当していますが，食物を用いない訓練であれば自分でもできる方法もあります．誤嚥防止の目的で行われるものが呼吸コントロール訓練です．長く息を吐く（発声など），吸気状態での息こらえ，腹式呼吸などが有効であるとされています．腹式呼吸は臥位で膝を立てた姿勢で，吸気 2 に対して呼気 3 の割合で時間配分して大きくゆっくりと繰り返します．介助者がいる場合には両手を上腹部にのせてもらい，押し上げるよう吸気を行います．これを座位でもできるよう持続して訓練しましょう．

排痰訓練も重要で，咳き込み訓練が一般的ですが，腹筋力を必要とするため続けて行うことができない患者はハフィング法が有効です．

また毎日の食事は 1 日 3 回の訓練機会と考えるようにして，最大限に利用しましょう．直接，食物を用いる嚥下訓練はそれ自体に誤嚥の危険を伴うためウエアリングオフのある患者では必ずオン時に行うように注意します．患者だけでは危険なことがありますので，必ず家族についてもらいます．食事形態はゼリー状あるいはとろみのついた液状のもので，味ははっきりしたもの，温度はより冷たいものを選ぶようにします．一口の量は少量とします．訓練として，複数回嚥下法や交互嚥下法が行われています．複数回嚥下法は自宅でも簡単に行えますので，飲み込みのたびに行うようにします．交互嚥下を組み合わせて行うと訓練しやすいようです．食事の姿勢は，座位がよい場合と 30°仰臥位がよい場合があり，より誤嚥の危険が高い患者で食事に介助を要する場合ほど 30°仰臥位がよいとされています．

覚えておこう！

● ウエアリングオフに伴って嚥下障害をきたしている場合には治療薬を適切に調整することで改善できることがあります．

🖉 嚥下障害のリハビリテーション：第Ⅳ章，p74-75 参照．

🖉さらに詳しく

ハフィング法
できるだけすばやく，強く息を吐き出す呼気法で，繰り返し行うことにより比較的容易に訓練できます．

🖉 食事形態：第Ⅳ章の図2，p76 参照．

🖉さらに詳しく

複数回嚥下法
文字どおり複数回の嚥下により，むせないで嚥下を行います．
交互嚥下法
固形物の嚥下とゼリー状あるいはとろみ液などを交互に行うことにより，嚥下の効率を高める訓練方法です．

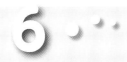

6 褥瘡を防ぐための工夫と対処法

ここがポイント！

① 褥瘡は体の一部分に常に体重がかかるため，皮膚の局所で血液循環が障害されて発生します

② 褥瘡の防止は適切な除圧です

③ スキンケアや栄養管理により皮膚を健康的に保つことも，褥瘡発生予防，治療中にも重要です

1）なぜ起こるのか

長時間にわたって同じ姿勢をとり続けると，自分の体の一部分に常に体重がかかるため，皮膚の局所で血液循環が障害されます．その場所は表皮がはがれたり水疱を形成したりして，悪化するとやがては壊死に陥ることがあります．一般的には床ずれと呼ばれるこうした状態が，褥瘡です．

特に骨が出っ張っている部位が褥瘡発生の好発部位です．パーキンソン病患者はそもそも運動緩慢を主症状としますので，長時間にわたって同じ姿勢をとる恐れがあります．病気が始まって早い段階では運動緩慢も軽く，治療薬による改善も十分に得られるため，ほぼ褥瘡の心配はありません．一方，病気とのつき合いが長くなった患者では長時間，同じ姿勢を強いられる危険性が高くなってきます．また気分障害や認知機能障害のため，日中寝てばかりいるような状況でも褥瘡をきたす恐れが高まります．褥瘡は，軽症のうちは一般的な治療で治癒しますが，潰瘍を形成するほどに悪化してしまうと治癒が困難な状態になる場合もあり，日常生活上，非常に重要な問題です．

2）どうするか

ⓐ除圧

褥瘡の防止は適切な除圧につきます．自分で立ったり座ったりが可能な場合は，日頃から適度な運動をするようにしましょう．長時間の圧迫がなければよいのですから，その程度もごく簡単な体操程度で構いません．自分で立つことができない場合は，座った姿勢であれば，お尻が痛くなる前に体重を移動したり上体を前後左右に動かして，長く同じ姿勢をとることがないように注意しましょう．自身で座位がとれない場合には，体の向きを変えるための介助が必要です．家族

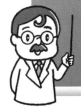

⚠ **気をつけよう**

進行期では，運動緩慢やウェアリングオフ，気分障害，認知機能障害のため，長時間，同じ姿勢をとる危険性が高くなってきます．本人，家族，介護職員の方々と一緒に予防に取り組みましょう．

や介護職員と連携をとって，定期的に同じ側がずっと床側にならないように介護計画を立てましょう．自分で動くことに制限のある場合は，クッションや座布団を利用して，同じ場所がずっと圧迫され続けないように工夫することも有効です．また日中，ベッド上での生活をされている患者は，介護ベッドやエアマットレスなど，体圧分散用具の利用を積極的に取り入れましょう．

ⓑ スキンケア

スキンケアによって皮膚を健康的に保つことも，褥瘡発生予防，治療中にも重要です．石けんやボディシャンプーをよく泡立てて，強くこすったりせず泡で優しく洗います．また，洗剤が残らないように体温程度のぬるま湯で十分に洗い流します．皮膚を清潔に保ち保湿によって乾燥し過ぎないようにするとよいでしょう．

ⓒ 栄養管理

低栄養状態は褥瘡発生リスクを高めますので，皮膚を健康的に保つためには栄養状態の適正な維持も大切です△．バランスのよい食事を心がけなければなりません．栄養管理が悪いと体力低下だけでなく，免疫力の低下なども起こります．パーキンソン病では動作が鈍くなり夜間の寝返りが困難な患者が少なくありません．いったん皮膚にびらんや潰瘍を生じると炎症反応が起こり，免疫力が低下しているとこれらは治りにくくなります．褥瘡からの浸出液はタンパク質の喪失にもつながり，さらに消耗が激しくなる恐れもあります．タンパク質の十分な摂取，加えて炭水化物や脂質によるエネルギー補給，亜鉛や銅などの微量元素やビタミン類の十分な補給が創傷治癒には不可欠です．食事だけでは摂取できない栄養素は，栄養補助食品やサプリメントもよいでしょう．経管栄養中であるなど，経口摂取が困難な患者では栄養摂取が受動的となりますので，日頃から介護者が注意を払う必要があります．

覚えておこう！

● 体圧分散には介護用具も有用です．積極的にとり入れましょう．クッションや座布団などの日常生活用品も有効です．

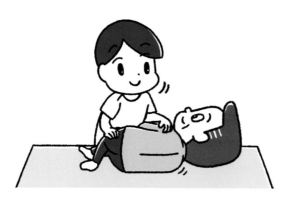

定期的に体の向きを変えるように

⚠ 気をつけよう

適正な栄養量，栄養素については，患者の体格や活動量などが関係しますので，担当医と相談し，栄養士から指導を受けるとよいでしょう．

✎ さらに詳しく

タンパク質の十分な摂取
パーキンソン病患者は魚類の摂取量が少ないという日本のデータがあります．魚にはタンパク質のみならず良質な脂質も含まれており，動脈硬化や認知症に対してもその効果が注目されています．バランスよくいろんな食材を摂取するようにしましょう．

低タンパク療法
タンパク質はレボドパの吸収を阻害します（Q30，p95）．このため低タンパク療法を勧めることがあります．米国など多量にタンパク質を摂取する国では該当するかもしれませんが，通常の日本食では問題ありません．栄養維持のほうが大切です．

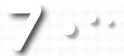

7 栄養管理と胃瘻のタイミング

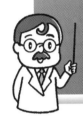

ここがポイント！

① 良好な栄養状態は人が健康的な生活を営むために必要不可欠です

② 食事形態や1回の摂取量などを工夫しても十分な栄養摂取が困難な場合や誤嚥の危険が明らかな場合には経管栄養を考慮します

③ 胃瘻は在宅患者でも比較的，安全な経管栄養法です

　いうまでもありませんが，栄養状態を良好に保つことは病気であるかどうか以前に，人が健康的な生活を営むために必要不可欠なことです．栄養状態の悪化は体調を崩す原因になり，抗パーキンソン病治療薬の効果にも悪影響を及ぼしかねません．これまでに述べてきたように，パーキンソン病患者の中には，長い病気とのつき合いの間に嚥下機能が損なわれ，自ら食事をとることが困難になる場合があります．そうだとしても当然，栄養状態を良好に保つように注意していなければなりません．食事形態や1回の食事量など，誤嚥と同様の注意を十分に払ったとしても，自分で食事をとれなくなった場合には最終的な栄養方法として経管栄養を選択せざるを得ないことがあります．誤嚥の危険が高い患者では，むしろ予防的に早めに経管栄養を検討しなければならないことがあるのも事実です．

1）胃瘻のメリット

　経管栄養法は従来，鼻腔からチューブを挿入して胃の中に先端を留置する経鼻経管栄養法が主流でしたが，近年は胃瘻を造設して直接，体表から胃の中にチューブを挿入することが増えてきました．在宅患者でも比較的安全に管理することができ，抜けて再挿入といったトラブルも少なく，外観上も一見すると経管栄養中にみえないなどのいろいろメリットがあるという理由からです．また胃瘻では経鼻経管栄養法と異なり喉にチューブが留置されないため，違和感なく口から食事をとることができます．患者の嚥下機能によっては，たとえ少量でも口から食事を味わう楽しみを残しておくことができます．経管経管法でも口から食事をすることは可能ですが，より自然な食事といえるでしょう．

さらに詳しく

胃瘻（いろう）
飲み込み（嚥下）ができなく，口から食事がとれない患者の胃に，直接栄養を送り入れるための"小さな口"をつくる手術です．

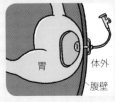

2）いつ胃瘻を行うべきか

　胃瘻の造設は胃内視鏡（胃カメラ）で行いますので，胃カメラができる体調であれば可能です．ただし体力が弱ってからでは，それも危険を伴う恐れがあります．とはいえ，あまりにも早い段階でこうした侵襲的な処置を受けることは現実的ではありませんし，勧められるものではありません．したがって胃瘻を造設するタイミングは，残存する嚥下機能と栄養状態維持あるいは誤嚥のリスクの均衡が負の側に崩れ始めたころ，と考えるのが一般的と思います．

　しかし患者によってはこうした侵襲的な処置を心情的に受け入れられない場合もあります．受けることによって得られるメリットと，受けないでいるために発生するデメリットについて，熟慮が必要です△．

> ⚠ **気をつけよう**
>
> 家族だけでなく，経験のあるケアマネージャーをはじめとする介護担当スタッフ，担当医師や看護師，いろんな方々が力になってくれますので，不安を抱き続けないように相談しましょう．

覚えておこう！

● 胃瘻は造設後も口から違和感なく食事をとることができ，嚥下機能によっては，少量でも口から食事を味わう楽しみを残しておくことが可能です．

患者さんによく聞かれる Q&A

Q29 パーキンソン病によい食べ物はありますか？　お酒はいけませんか？　八升豆は？

　普通の食事に制限はありませんし，逆にこれがよいという食品もありません．大切なことは，同世代の人たちと同じように一般的な食事管理をしっかりとすることです．もちろん，お酒も病気だと診断されたからといって止めてしまう必要はありません．嗜好品もそれまでどおり，やり過ぎなければ続けても構いません．ただし，薬との兼ね合いで制限が生じることがあるので，主治医に聞きましょう．

　ときどき八升豆に関する質問を受けます．八升豆にはパーキンソン病の薬（レボドパ）と同じ成分が含まれています．自然食品だから，薬ではないから，体によいのではないかと誤解されていることがあるようです．薬と同じ成分ですから，治療中の患者さんが摂取すると薬の過量投与と同じになります．普段の食事程度の摂取量では問題ありませんが，症状の改善目的には勧められてもけっして食べないようにしましょう．どうしたらよいかわからない場合には，主治医に相談しましょう．

（前田哲也）

Q30　低タンパク食がよいと聞きましたが，本当ですか？

　答えは NO です．むしろ栄養バランスを崩す恐れがあり健康状態の維持には逆効果です．日々の栄養管理は普通にしっかりと行いましょう．ではなぜ，そんなことがいわれるようになったのでしょうか．

　パーキンソン病治療薬のレボドパはアミノ酸から合成されます．そのためレボドパは腸管から吸収される際，他のアミノ酸と競合します．病気が相当に経過した状態では，レボドパの吸収効率はとても重要です．食事を工夫することで吸収効率を高めることが期待できます．アミノ酸はタンパク質から得られます．したがってタンパク質摂取とレボドパ内服に時間差を設けると理論上，互いの競合を避けられるというわけです．けっして低タンパク食がよいわけではないので誤った理解をしないよう注意してください．具体的には日中の活動を維持するために朝食と昼食のタンパク質摂取を控えて，夕食時に1日分をまとめて摂取しましょうなどという工夫が行われます．　　　　　　　　　（前田哲也）

Q31　健康食品やサプリメントは有効ですか？

　Q29 と同様に現在のところ，パーキンソン病の進行や症状改善によい食品などはありません．長く病気とつき合っていくうえで一般的な栄養管理は大変重要です．しっかり食事がとれていれば必要な栄養素は十分得られますが，なかなかそうはいかない場合もあるでしょう．そうした時に健康食品やサプリメントを利用することは栄養管理上，有効な手段になるかもしれません．　　　　　　　　　（前田哲也）

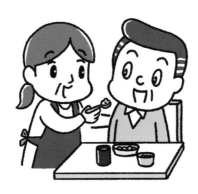

たとえ少量でも　自分の口から食べる喜びは大切に

第VI章

患者をサポートする環境づくり

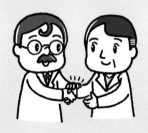

1 家族の協力，介護の工夫

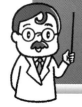

ここがポイント！

① 長期療養には家族，介護者による励まし，援助が重要です
② 家族は訪問看護師，リハビリテーションスタッフやケアマネージャーと相談して運動能力，生活環境の実態に見合った介護機器導入，住宅改造を考慮します
③ 家族，介護者も病気の知識を深め，助言，支援が得られる環境づくりと休養が必要です

1）重症度によってどんな協力が必要か

　Hoehn & Yahr の重症度分類でⅢ度以上に進行すると，家族，介護者による生活支援が必要となります．Ⅲ度では応急時に対応できるよう，介護者による見守り，外出時の付き添いが望まれます．

　Ⅳ度に進行すると，顕著なすくみや姿勢保持障害のため，転倒の危険性が増します．この段階では見守りだけでなく，運動開始時や方向変換時などに手を添えたり，歩行器の準備や住宅改造への助言が必要となります．特に運動症状が悪化しやすい夜間のトイレ移動や入浴時の介助必要度が増し，介護者の負担は急増します．まず，ポータブルトイレの設置やおむつの使用を考慮します．入浴は介護保険制度を利用して入浴サービスやデイサービス中の入浴で対処することができます．摂食の介助や，誤嚥の察知も重要です．

　Ⅴ度になると自力での体位変換が困難となるため，褥瘡を予防するために2時間おきの体位変換や体圧分散寝具の導入を考慮します．褥瘡の好発部位は仙骨部，大転子部，かかと（踵骨）部などで，横向きで寝ている（側臥位）患者では側頭部や耳介にも生じます．嚥下困難者では食形態の工夫，胃瘻造設者では栄養の注入，喀痰排出の多い患者では吸引が必要となります．

2）どのような工夫ができるか

　介護を容易にする器具として，杖，歩行器，車いすなどがあり，これらは患者の状態に合わせて使用します．車いすでも起立性低血圧や食事性失神を生じやすい場合は，リクライニング式が勧められます．

　進行期のパーキンソン病患者で問題となるすくみに対しては，眼前に目標とな

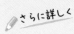

Hoehn & Yahr 重症度分類：第Ⅰ章−2の図2，p10 参照.

褥瘡の予防：第Ⅴ章−6，p91 参照.

さらに詳しく

褥瘡の好発部位

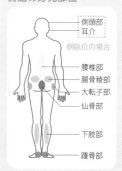

側頭部
耳介
側臥位の場合
腰椎部
腸骨稜部
大転子部
仙骨部
下肢部
踵骨部

る目印があると足が出やすくなります．このため，またぐ目安となる線を引いたり，目標ラインを取りつけたり，光による目印が投射される杖が試されています．これは視覚刺激 を利用した改善法です．緊張を高めるような障害物は逆効果となるため片づけます．

🖉視覚刺激，聴覚刺激：
第Ⅳ章の🖉，p71 参照.

　聴覚刺激 を利用する方法では，音楽や手拍子，掛け声が利用されます．軽快なテンポの音楽を聴くことで動きが改善し，家事が楽になることがあります．

主たる介護者は誰？：アンケート結果より

　患者と主な介護者との関係について筆者らがアンケートを行ったところ，以下のような結果となりました．

　患者にとってもっとも頼りになり，世話になる機会が多いのは配偶者，次いで子供です．配偶者の場合は相手も身体疾患や認知症を有する，いわゆる老々介護がまれでなく，一方の不調が他方の入院や施設入所を招きます．介護サービス，デイサービスやショートステイを積極的に利用し，余裕を持って介護し合うことが重要です．

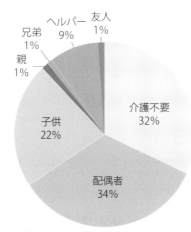

患者を対象に，主な介護者との関係を尋ねたアンケート結果（225 人の回答）

患者，介護者は誰を頼りにしているか？：アンケート結果より

　患者が頼りにしているのは圧倒的に家族です．そして主治医も頼られています．医療，介護関係者はその患者の信頼に応えるような対応が求められますね．

　ところで，介護者にとっても頼れる人が必要です．患者と同様に家族，医師や医療・介護スタッフの存在は大きいです．また，介護者にとっても支えになってくれる家族の存在は大きく，特に子供の世代に依存しています．患者本人の存在も支えとなっています．兄弟姉妹の結束も心強い柱となります．

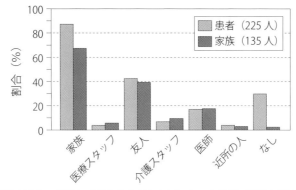

患者を対象に，頼りにする存在を尋ねたアンケート結果（複数回答あり）

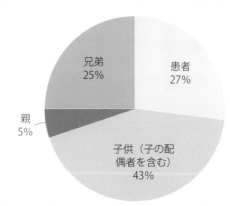

介護者を対象に，頼りにする存在を尋ねたアンケート結果（135 人の回答）

患者さんによく聞かれる Q&A

Q32 患者の家族ですが，どの程度患者に手を貸したらよいのでしょうか？

　明らかに自分でできることに手を貸す必要はありません．むしろ病初期は，時間がかかっても自分でできることはまず，自分でやってみるように励まし勧めましょう．治療開始により徐々に自分でもできることを自覚できるようになり，日々の生活に自信を持てるようになるでしょう．

　ただし，危険を伴うことには積極的に手を貸しましょう．病気とのつき合いが長くなってくると，はじめから手を貸したほうがよい場合もあります．特に転倒傾向が現れてきた時は要注意です．手を引いてあげたり，横に寄り添うことで患者さんの注意力が高まります．また症状の変動がある場合，オフ時に患者一人でできないことには手を貸しましょう．

（前田哲也）

2 住環境の整備

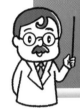

ここがポイント！
① 進行期の患者ではベッド，洋式トイレの導入により生活が容易になります
② 段差解消，手すり，支柱，ドアノブ，浴槽，便座の改造も有用です

生活諸活動そのものがリハビリテーションとなり，脳を鍛えるトレーニングの場となります．積極的に活動でき，楽しめ，かつ事故を生じにくい住環境が望まれます．

住環境の整備✎のポイントは，起居動作，トイレ，入浴が容易にでき，また転倒の危険が少なくなることです．

✎住環境の整備：介護保険により，住宅改修の一部支給が受けられます．第Ⅵ章-4，p106 参照.

1）ベッドの導入

症状が進行すると起き上がったり，臥床するのが困難となります．床に敷く布団よりもベッドのほうが，患者本人にも介護者にも便利です．

2）トイレは洋式

トイレは和式より，洋式のほうが便座への立ち座りが容易で，使いやすいでしょう．洗浄機能つき便座があれば，後始末も楽になります．トイレ内に手すりがあると，向きを変える動作や便座からの立ち上がりが容易になります．入口のまっすぐ奥に便座のあるトイレよりも，入口から入り，向かって右側か左側に便座があるほうが，身体を回旋させる作業が 180°から 90°に緩和され，動きやすくなります．

3）浴室の整備

入浴では浴槽の壁を越えるのを容易にする浴槽またぎ椅子，浴槽内での滑りを防ぐ滑り止めマット，浴室内での移動を助ける手すりが有用です．

4）その他の住環境整備

　この他，ドアノブや水道栓のレバー式への変更，バリアフリーに向けた段差の解消なども必要となります．支柱を伝って移動できるよう，手が伸ばせる範囲に手すりや支柱を設置することもあります．移乗への介護負荷を減少させる目的でリフトを用いることもあります．

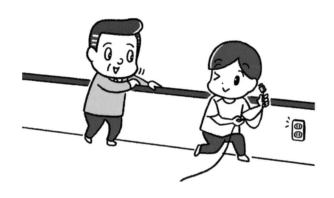

転ばないように障害物は前もって取り除いておこう

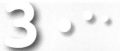

かかりつけ医と専門医（病診連携）の役割

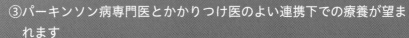

ここがポイント！

① 感冒など，日頃の身体管理のためにかかりつけ医を持ちましょう

② 進行期には往診可能なかかりつけ医が頼りになります

③パーキンソン病専門医とかかりつけ医のよい連携下での療養が望まれます

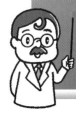

　パーキンソン病患者でも当然，風邪や糖尿病，骨折など，パーキンソン病以外の病気にかかることがあります．しかし，それらすべてをパーキンソン病の主治医が対応できるわけではありません．進行して通院困難となる場合もあります．

　とくに進行期のパーキンソン病治療には，これまで述べたように，運動症状の治療以外にも，精神症状や，自律神経症状など，多くの症状に気を配る必要があります．頻尿の治療が認知機能を悪化させたり，精神症状への対応が運動症状を悪化させることがあります．血圧が高い患者に降圧薬を投与して血圧が極端に下がり，失神してしまうこともあります．このように，ある症状への対応が別の症状を誘発，悪化させることがしばしばみられ個々の症状への対応時にも，他の症状への影響を考慮する必要があります．進行期には特に注意が必要です．

1）身体管理のため，信頼できるかかりつけ医に

　これらの問題を避けるためには，一般的な身体状況を定期にチェックする医師とパーキンソン病専門医とが十分な連携をとることが必要です．そのためには，近所に信頼できるかかりつけ医をつくり，日頃から感冒や高血圧など，一般的な身体疾患の治療を介してパーキンソン病専門医と連携をとっておくとよいでしょう．

　もし，他領域の専門医を受診する必要が生じた際には，パーキンソン病専門医に紹介状（診療情報提供書）を書いてもらうことが重要です．頻尿や動悸など，意外とパーキンソン病自体のために生じている場合が多いので，パーキンソン病専門医からの情報は，速やかな原因特定，治療に有益です．

2）運動症状が進行して通院困難となった場合

　しばしばかかりつけ医の先生に往診してもらい，身体状況のチェックを受けるようになります．パーキンソン病専門医の多くは総合病院の脳神経内科に所属しており，往診には対応できない場合があります．地域によっては往診専門の脳神経内科医が活動していますが，限られているのが実状です．もし，肺炎になったり骨折した場合には，多くは入院施設のある病院での治療が必要となりますが，そこに必ずしもパーキンソン病専門医がいるとは限りません．このような場合には通院中のパーキンソン病専門医と，入院担当医との連携が必要となります．

　パーキンソン病専門医ないしかかりつけ医が中心となり，往診専門脳神経内科医，入院担当医，他疾患専門医が連携して患者をみていく体制が必要です．情況により，通院・通所リハビリテーション，訪問看護，訪問リハビリテーション，介護施設，ショートステイ施設などでの治療や介護がこれに加わります．

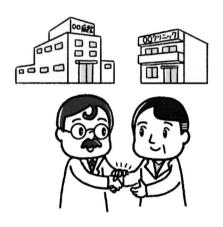

4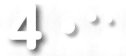

パーキンソン病と医療福祉制度

ここがポイント！

① 利用可能な公的支援制度には特定疾患医療費助成制度，身体障害者福祉法，介護保険，障害者総合支援法があります

② 特定疾患医療費助成制度は Hoehn & Yahr 重症度Ⅲ度以上の進行期の患者さんが対象です

③ 介護サービスを受けるには，自治体の福祉課に申請します．わからない場合は住民地の地域包括支援センターか通院医療施設のケースワーカーに相談しましょう

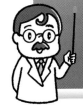

　パーキンソン病患者では療養のために，いくつかの公的支援制度が利用できます．主なものは特定疾患医療費助成制度，身体障害者福祉法，介護保険制度，障害者総合支援法です．

1）特定疾患医療費助成制度

　原因が不明で治療法が確立していない難病に対し，原因の究明，治療法の確立と普及，および患者の医療費の負担を軽減することを目的とした制度です．パーキンソン病患者では生活に支障を生じる Hoehn & Yahr 重症度Ⅲ度以上が対象で，パーキンソン病に関連した診療に関する外来，入院診療費，薬剤費，訪問看護費用が助成されます．重症度や生計中心者の所得により助成額が変わります．軽症でも治療費が高額な場合はこの制度が適用されることがあります．住居地の保健所に申請書，診断書（臨床調査個人票）を提出することで申請できます．

2）身体障害者福祉法

　18 歳以上が対象となります．障害の部位，種類により肢体不自由，視覚，聴覚，音声言語，内部（心臓，呼吸器，腎臓など）などに分けられています．パーキンソン病では通常「身体障害者手帳」「肢体不自由」が該当します．医療費助成，補装具交付，経済的支援（特別障害者手当，障害基礎年金），税の免除，交通機関の割引，住宅への融資や公共住宅への優先入居，NHK 放送受信料の減免など，多彩な支援が受けられます．内容は自治体により異なる場合があるので確認しましょう．

さらに詳しく

交通機関の割引
JR，私鉄，バス，タクシー，飛行機などの運賃や高速道路通行料の割引などがあります．

3）介護保険制度

　一般の介護サービスは65歳以上で受けられますが，パーキンソン病では40歳以上で受けられます．介護サービスには大きく居宅サービスと施設サービスがあります．

　居宅サービスは自宅で生活しながら受けられる介護サービスで，訪問型🖊と通所型🖊とがあります．他にも，車いす，歩行器，電動ベッドなど，介護用品の貸与手すり設置や段差解消に向けた住宅改修費への一部支給🖊などが受けられます．

　施設サービスは要介護認定者のみが対象で，介護老人保健施設，介護老人福祉施設，介護療養型医療施設への入所による療養，リハビリテーションが受けられます．介護保険の申請，認定を経て，その等級に合わせて利用可能度が異なります．

4）障害者総合支援法

　障害がある人の日常生活及び社会生活を支援するための法律です．身体障害者手帳を給付された患者，介護サービス受給者，難病患者等居宅生活支援事業の対象患者が対象です．介護給付（在宅介護，グループホーム，短期入所），訓練等給付（自立訓練，就労支援），日常生活用具給付（杖，歩行器，車いす），成年後見制度利用支援，地域による移動や意思疎通支援などの障害福祉サービスを受けることができます．利用額の1割負担となります．

5）成年後見制度

　判断能力が障害された患者を保護するため，一定の場合に本人の行為能力を制限するとともに本人のために法律行為を行い，または本人による法律行為を助ける者を選任する制度です．これにより，判断能力が低下した患者の財産管理を後見人が行うことができます．また，詐欺にあっても契約が取り消せます．

　パーキンソン病患者が利用できる福祉サービスを図1に示します．

　　　　　　　　　　特定疾患認定

　　　　　　　　　　介護保険制度（40歳以上）

　　　　　　　　　　障害者総合支援法

　運動機能障害 ⇒ 身体障害者手帳

　認知機能障害 ⇒ 精神障害者保健福祉手帳

　　　　　　　　　　障害年金

　　　　　　　　　　高額医療費制度

　　　　　　　　　　成年後見制度

図1　パーキンソン病患者が利用できる福祉サービス

🖊さらに詳しく

訪問型介護サービス
訪問看護，訪問介護，訪問リハビリテーション，訪問入浴介護などが利用できます．
通所型介護サービス
デイサービス（レクリエーション，リハビリテーション，食事，入浴など），デイケア（リハビリテーション），ショートステイなどが利用できます．

🖊住環境の見直し：第Ⅴ章-2（p84），第Ⅵ章-2（p101）参照．

5

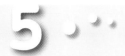

専門施設の種類と選び方

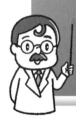

ここがポイント！

① パーキンソン病は神経内科，脳神経内科で対応しています

② 神経内科専門医なら基本的な対応能力があります

③ 手術は脳外科医が行いますが，パーキンソン病主治医からの紹介
をもとに連携する形で治療を進めるのが理想的です

　パーキンソン病を診察する専門科は脳神経内科医（神経内科，脳神経内科）です．また，一部の脳外科医や熱心な家庭医の先生も対応してくれます．脳神経内科専門医は日本神経学会のホームページにアクセスし，専門医を検索すればみつけることができます．脳神経内科専門医はパーキンソン病に一定の対応ができますが，必ずしも詳しいとは限りません．より専門的な医師を探すなら，かかりつけ医や各地域にある全国パーキンソン病友の会（JPDA）で推薦してもらうか，インターネットでパーキンソン病専門医を検索してみる方法もあります．パーキンソン病専門医は日本パーキンソン病・運動障害疾患学会（MDSJ）に所属していることが多いのですが，MDSJ は会員を公開していません．日頃は，気軽に相談できる信頼のおけるかかりつけ医にみてもらいながら，必要な時に連携した専門医の診察を受けるなど，生活圏を基盤にし，患者さんが療養しやすい形での医療機関利用がよいと思います．患者のよき人生を願う医師ならこのための連携を嫌がることはありません．

　手術療法に関しては，脳外科医が行います．十分経験を積んだ施設で手術を受けるのが安心と思います．手術の適応や治療効果についてはパーキンソン病主治医と脳外科医とが連携して評価します．

🖊 日本神経学会ホームページ：日本神経学会認定　神経内科専門医名簿．〈http://www.kktcs.co.jp/jsnmypage/pub/SpecialistList.htm〉〔2019 年 12 月閲覧〕

🖊 全国パーキンソン病友の会（JPDA）：付録 1，p118 参照．

🖊 日本パーキンソン病・運動障害疾患学会（MDSJ）：付録 2，p120 参照．

第Ⅷ章

これからのパーキンソン病診療

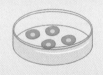

これからのパーキンソン病診療

ここがポイント！

① ドパミン補充療法に反応しがたい症候，なかでも認知機能障害に対する対処法について検討が進んでいます

② パーキンソン病の進行そのものを抑制・停止できるような研究も進展しており，遠くない将来に根治的な治療法が確立されると期待されます

Ⓐ 診断法の進歩

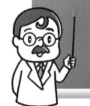

　現在のところパーキンソン病の診断を確定できる検査法はありません．しかし最近の研究から診断を確定できる可能性のある検査法が開発されてきました．1つには画像検査の進歩が挙げられます．脳内のドパミン神経系の低下はDATスキャンが開発され可視化することができるようになりました．また，心臓の交感神経を見ることができるMIBG心筋シンチグラフィはパーキンソン病の患者さんに特異度が高い検査として用いられ，新しい診断基準にも病気の診断を支持する検査として取り上げられています．さらに研究段階ではありますが，PET検査の開発もめざましく，パーキンソン症候群で異常に蓄積されるタウを画像化することが可能となっています．

　また，脳内のα-シヌクレイン蓄積を画像化する試みも成功しつつあります．現在はまだ感度と特異度が劣り実用的ではありませんが，遠くない将来に臨床応用が可能になると予想されます．

　機能画像だけではなく頭部MRIによる研究も進んでいます．黒質ドパミン神経細胞はニューロメラニンを豊富に含みますが，MRIで見ることが可能です．黒質ドパミン神経細胞の脱落から少し経過するとニューロメラニンは減ってくることがわかっており，病気の進行具合のマーカーとして有用です．また，拡散強調画像と呼ばれる特殊な撮像法を用いると神経細胞の変性や機能障害の程度を評価することができるようになってきました．

　他にも髄液中のα-シヌクレイン量の測定や血液内の代謝産物，炎症マーカー，酸化ストレスマーカーの測定などがパーキンソン病の診断に役立つ可能性が示唆されています．

🖋パーキンソン病の検査法：第Ⅰ章-2，p7参照．

🖋DATスキャン：第Ⅰ章-2の🖋，p7参照．

🖋MIBG心筋シンチグラフィ：第Ⅰ章-2の🖋，p9参照．

🖋特異度：第Ⅰ章-2-Aの🖋，p7参照．

✒さらに詳しく

PET検査
ポジトロン断層撮影装置（positron emission tomography）．SPECT検査と同様に放射性物質をラベルした薬を投与して，薬が集積するところを画像化する検査．SPECT検査より解像度が良い（脳内の分布をより正確に見ることができる）．ブドウ糖の類似物を投与するFDG-PETでは脳の血流や全身では癌の検出などに役に立つ．最近はアルツハイマー病の原因となるアミロイドタンパクや進行性核上性麻痺や大脳皮質基底核変性症の原因となるタウタンパクを認識する薬剤が開発され，認知症やパー
（つづく）

パーキンソン病は個々の患者さんで結果にバラツキが大きいことが問題で，1つの検査のみで診断につなげることが難しい面がありました．しかし，最近の機械学習の進歩により，近い将来，症状やいくつかの検査を組み合わせる解析が可能となり正確な診断や進行予測ができるようになると予想されます．

Ⓑ 治療法の進歩

レボドパを中心とする薬物療法により，パーキンソン病の運動障害の治療については目覚ましい進歩がもたらされました．しかしながら薬効が安定しないために症状の変動が生じたり，ドパミン補充療法に反応しない症状が次第に問題になったりするなど，まだまだ治療のゴールにはほど遠い状況です．そこで，今後のパーキンソン病治療について，1）現在達成されつつある目標，2）近々達成できると予想される目標，そして3）遠くない将来に達成される可能性のある目標の3つに分けて述べてみたいと思います．

1）現在達成されつつある目標：ドパミン刺激を安定化する治療方法の確立

現在のドパミン補充療法の最大の問題点は，有効時間が短いということです．このため，治療開始当初は安定していた効果が，多くの例で数年後には不安定になり，症状の日内変動が生じてしまいます．薬効を安定化させるための併用薬も開発されており確かに有効ですが，いまだ十分とはいえません．そこで，薬剤の身体・脳への供給方法を安定化することでこの問題を解決しようとする開発が行われています．最近デュオドーパ®を用いたレボドパ持続経腸療法が開発されましたが，この治療法は胃瘻を作成しチューブを挿入する必要があります．また，ゲル状のレボドパ製剤を投与するため，薬液が重く合計700gのポンプを常時持っている必要があります．体への負担が強いため，少しでも軽減するためにレボドパ製剤の持続皮下注療法が開発されています．自分で簡単に皮下注ポートが導入できてそこから一日中レボドパ製剤をポンプで注入します．デュオドーパ®と比べてポートの違和感は軽く，ポンプも軽量なため負担は軽減されます．海外ではレボドパの徐放製剤や適切な時間に適量を内服するような方法も開発されています．

2）近々達成できると予想される目標：デバイスを用いた正確な運動症状の評価とそれに基づいた治療

パーキンソン病が進行して運動の日内変動が出てくると，薬を内服してから良い時間になるまでにどのぐらいの時間がかかるのか，どのくらい効果が持続するのか，薬の切れているときの運動障害ととても良く効いている時のジスキネジアはどうか，効果に変動がある時に出現するときのジストニアはあるか，など複雑な症状の変動を捉えて薬の量や内服するタイミングを把握しなければなりません．変動は一定ではないことも多く，個々の患者さんについて対応する必要

（つづき）
キンソン症候群の診断に有用であることが示されている．今後，α-シヌクレインを認識できる薬剤も開発されることが期待されている．

✎ 感度：第Ⅰ章−2−Aの✎，p7参照．

✎ さらに詳しく

α-シヌクレイン量の測定
方法の1つに，α-シヌクレインにだけ結合する抗体を用いたELISAという方法があります．

炎症マーカー
炎症とは傷害された組織に対する生体内の反応です．免疫担当細胞などがある特定のタンパクや抗体などを使って反応を起こします．パーキンソン病の神経細胞の変性に炎症が関係している可能性が考えられており，健康な人と比べて，血液や髄液から炎症に関係するようなタンパクや代謝産物が変化していることが報告されています．

酸化ストレスマーカー
酸化ストレスとは活性酸素などによる酸化反応により体へ有害となる状態を指します．パーキンソン病では酸化ストレスが高まっていることが知られています．特に黒質神経細胞はドパミンを代謝するときには活性酸素が放出されるため，酸化ストレスが強くかかることが知られています．最近の研究ではパーキンソン病の患者さんは全身の酸化ストレスマーカーが高いことが知られています．活性酸素の処理が難しい人が，特に酸化ストレスがかかる黒質神経細胞の障害が目立つようになりパーキンソン病を発症するのかもしれません．

✎ 徐放製剤：第Ⅲ章−2の✎，p49参照．

✎ ジスキネジア：第Ⅱ章−1の✎，p21参照．

があります．しかし，外来での診察は数分であり，多くの患者さんはオンの状態で受診されます．そのため，患者さんの家庭生活の全体を把握することはきわめて困難です．そこで，一日の活動をモニターできるウェアラブルデバイスがこの問題を解決できるとして注目されています．ウェアラブルデバイスを使ったほうが使わないよりもしっかり薬が投与されて，運動症状が改善したとする報告もあります．また，薬を飲む時間を知らせてくれる機能や動きが悪いことを察知して薬を飲むかどうかを決めてくれるような機能が開発されると内服治療でも調整が正確かつ簡単に行えるようになることが期待できます．

3）遠くない将来に達成される可能性のある目標
ⓐ パーキンソン病の進行を抑制できる根治的治療法の開発

　パーキンソン病の細胞レベルでの病態メカニズムが，分子生物学の技術の応用で明らかとなりつつあります．その中で鍵を握っている分子が α-シヌクレインです．先にも述べたとおり，α-シヌクレインはまれな遺伝性パーキンソン病の原因遺伝子として発見されましたが，α-シヌクレインの蓄積量が増えることは孤発性パーキンソン病発症のリスクにもなることが示唆されています．そして何らかの原因により蓄積したα-シヌクレインの一部が病的代謝過程を経ることで細胞毒性を持ち，神経変性が生じると理解されています．

　そこで，「細胞内のα-シヌクレインの量を減らすことはできないか？」「病的代謝過程を抑制できないか？」など，薬剤だけでなく抗α-シヌクレイン抗体やワクチンのような免疫メカニズムを介した治療法の開発が進んでいます．現在抗α-シヌクレイン抗体治療の治験が始まっており，病気の進行が抑制できるようになれば長年経過しても重症にならず，合併症などが軽減できる可能性が期待できます．

　また最近，グルコースを含む脂質の代謝に関わるグルコセレブロシダーゼ酵素の異常がパーキンソン病の危険になることが判明しています（患者さんによく聞かれる Q & A「Q1 パーキンソン病は遺伝しますか？」参照）．この酵素に異常がある場合，グルコシルセラミドと呼ばれる糖脂質の 1 つが分解されず糖脂質全体の割合が影響されます．この酵素が完全に異常になるとゴーシェ病という病気になりますが，全身の症状は酵素を補充することで治療できます．しかし，酵素は脳へ届かないため神経への影響については治療方法がないのが現状です．しかし，最近グルコシルセラミドを合成しないようにする薬が開発され，グルコセレブロシダーゼ遺伝子に変異があるパーキンソン病患者さんへの治療薬として応用されています．現在治験が始まっており髄液や血漿におけるグルコシルセラミドの量が抑制できていることが示されています．今のところ，遺伝子異常がある人が対象ですが，症状進行を抑制する治療薬として期待できます．

ⓑ 遺伝子治療

　特定の遺伝子を，多くはウイルス由来の運び屋（ベクター）に導入して脳内に注入し，脳内での機能分子の産生を増やすことによってパーキンソン病を治療していこうとする試みも行われています（図 1）．国内外でパーキンソン病患者を

ジストニア：第Ⅱ章−1の，p21 参照．

α-シヌクレインの遺伝子解析：第Ⅰ章−1，p4 参照．

孤発性：第Ⅰ章−1の，p3 参照．

さらに詳しく

グルコセレブロシダーゼ
糖脂質の酵素の 1 つ．脂質（セラミド）にブドウ糖がくっつくとグルコシルセラミドと呼ばれる糖脂質になります．グルコセレブロシダーゼはグルコシルセラミドからブドウ糖を切り離しブドウ糖とセラミドへ分解する酵素です．この酵素が完全に機能障害となるとゴーシェ病という脳，全身臓器（とくに血液，肝臓，骨などが障害）に異常を認める病気になります．部分的に障害される場合はパーキンソン病のリスクが非常に高まるリスク遺伝子として知られています．

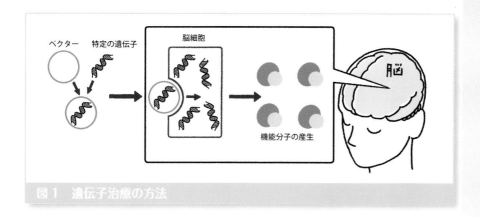

図1　遺伝子治療の方法

対象にした臨床試験がいくつか行われています．導入する遺伝子としては大きく，以下の4種類が検討されています．

①ドパミン合成に関連した酵素などの遺伝子導入で，ドパミン合成を高めようとする方法．

②神経栄養因子に関連した遺伝子導入で，神経系を保護し疾患の進行を抑制しようとする方法．

③神経系を抑制する神経伝達物質（GABAなど）の産生酵素遺伝子導入で，パーキンソン病で視床下核などが過剰興奮にある部位を治療する方法．

④遺伝性パーキンソン病でその欠損遺伝子そのものを補充しようとする方法．

　いずれも理論的には効果が期待されるわけですが，現在のところ上記のいずれについても既存の薬物治療を超える効果が証明できていません．

　以上から，パーキンソン病に対する遺伝子治療はいまだ実験的要素の強いものであり，将来的な進歩は期待されるものの，現状で積極的に推進する段階には至っていないと結論されます．実際，「パーキンソン病診療ガイドライン2018」においても遺伝子治療は「現時点では有効性を判断するに足る科学的根拠がない」とされています．

◉iPS細胞など再生医学の応用

　京都大学の山中伸弥教授が世界ではじめてiPS細胞の作製に成功し大きな話題となったことは記憶に新しいと思います．失われた組織や臓器を自分の体内の他細胞から再生できるかもしれないという夢のような話を実現する技術として脚光を浴びています．

　そもそもパーキンソン病への再生医学の応用は数十年前から試みられ，いくつかのアプローチ（図2）が試されてきましたが，実際にパーキンソン病患者にもっとも多く移植されてきたのは胎児由来の黒質細胞です．中絶した胎児の脳組織から黒質細胞を分離して患者脳に移植する方法で，欧米を中心に1980年代頃から実施されてきました．この場合，移植後にドパミンを産生・機能しているのは胎児脳組織中に存在していた神経幹細胞であると考えられています．こうした方法により，少なくとも数年は安定して機能し，薬剤の減量に役立つことが明らかとされてきました．しかしながらいくつかの問題点も指摘されています．

🖊️さらに詳しく

幹細胞
まだ特定の働きを持たず複数の種類の細胞になれる能力（多分化能）と，細胞分裂を何度も繰り返せる能力（自己複製能）を併せ持つ細胞をいいます．どんな細胞にもなれる能力（全能性）を持つ受精卵の胚性幹細胞や，体の新陳代謝や傷の修復を支える成体幹細胞（造血幹細胞，神経幹細胞，皮膚幹細胞など）が含まれます．

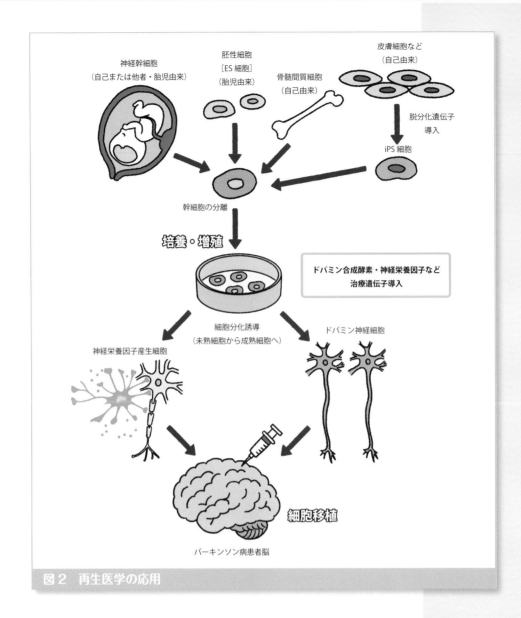

神経幹細胞
（自己または他者・胎児由来）

胚性細胞
［ES 細胞］
（胎児由来）

骨髄間質細胞
（自己由来）

皮膚細胞など
（自己由来）

脱分化遺伝子
導入

iPS 細胞

幹細胞の分離

培養・増殖

ドパミン合成酵素・神経栄養因子など
治療遺伝子導入

細胞分化誘導
（未熟細胞から成熟細胞へ）

ドパミン神経細胞

神経栄養因子産生細胞

細胞移植

パーキンソン病患者脳

図2　再生医学の応用

①移植組織は他者由来であるため，比較的免疫系が寛容であるといわれている脳内
であっても組織型の違いによっては拒絶反応が生じるのではないか？
②1 人の患者を治療するのに 5～10 人分の胎児脳が必要とされ倫理的に問題では
ないか？

　こうした問題を解決する画期的な方法が人工多能性幹細胞（induced pluripotent stem cells：iPS 細胞）の技術です．**図2** に示すように，iPS 細胞の技術を用いれば，皮膚細胞などすでに成熟分化✐した自分の細胞を脱分化✐させることによって，再びドパミン神経を含む多種細胞に分化できる能力（多分化能）を持った幹細胞（万能細胞とも呼ばれます）を得ることができます．幹細胞

✐さらに詳しく

脱分化
ある特定の役割を担うため
に変化を遂げた状態（成熟
分化）の細胞が，特定の働
きを持たない状態（未分化）
に戻ることをいいます．

は増殖させることも可能なので，必要な量が得られ，また自分の体細胞からできるため拒絶反応の心配がなく，倫理的にも問題ない方法で無限に細胞資源を得られる可能性があるわけです．実際にいくつかの研究グループが動物またはヒト由来細胞から iPS 細胞を作製し，それをもとにドパミン神経を作ることにも成功しています．

　ただし，臨床的な有効性についての問題点として以下のような課題があります．

> ③現在パーキンソン病の機能・生命予後をもっとも大きく左右することがすでにわかっているドパミン補充療法不応性の症状（転倒傾向，嚥下障害，認知機能低下など）に対して，ドパミン神経を移植してドパミン産生を高めても効果が期待できないのではないか？

　過剰のドパミンは精神症状やジスキネジアなどの不随意運動の原因になりえます．胎児由来黒質細胞の移植でも，ジスキネジアの発症が増えることを示唆するデータが報告されています．移植組織からのドパミン産生を外からコントロールする技術はいまだ確立されていません．

　とくに③の問題は，この治療戦略の本質ともいえる弱点を示しています．ドパミン補充だけを目的とするのであれば，現在までに数々の薬剤がすでに開発されており△，目的はすでにある程度まで達成されています．さらにドパミン供給の安定化を目指して薬物療法の改良が加えられつつあるのは先に述べたとおりです．こうした状況で，あえてリスクの多い幹細胞移植という方法を選んでまで，これ以上のドパミン補充を図る意味があるかについて慎重に検討する必要があります．現在 iPS 治療の治験が始まっていますが，その結果が待たれます．

　以上，幹細胞を中心とした再生医学のパーキンソン病治療について現時点までの知見を整理しながら述べてきました．iPS 細胞は確かに夢の技術で，皮膚や角膜，筋肉，骨などすぐにでも応用されそうな分野が多々あります．しかし一方で，パーキンソン病への応用についてはまだ解決しなければならない問題点があると思います．現在行われている iPS の治験の結果がまずは臨床応用への第一段階です．

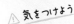
⚠ 気をつけよう

医薬品以外で，パーキンソン病に効果があると称して宣伝しているサプリメントなどの怪しい商品が蔓延しています．病院で提供されている医薬品以外で効果が証明された治療法はいまのところないことを再確認する必要があります．
正しい知識の普及と，医療者・患者との信頼関係の構築が今後さらに重要です．

ⓓMRI ガイド下集束超音波治療（FUS）

　パーキンソン病治療の 1 つに脳外科的治療があります（p61 参照）．FUS は MRI を用いて精密に治療位置を決定し，超音波を使って開頭せずに同じ効果が得られる治療です．身体への負担が軽いのが特徴です．当初，本態性振戦のみが治療の適応となっていましたが，令和 2 年 1 月，パーキンソン病治療にも適応が拡大されました．

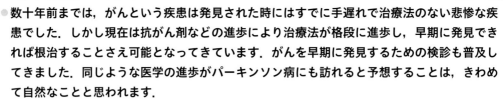

覚えておこう！

- 数十年前までは，がんという疾患は発見された時にはすでに手遅れで治療法のない悲惨な疾患でした．しかし現在は抗がん剤などの進歩により治療法が格段に進歩し，早期に発見できれば根治することさえ可能となってきています．がんを早期に発見するための検診も普及してきました．同じような医学の進歩がパーキンソン病にも訪れると予想することは，きわめて自然なことと思われます．

患者さんによく聞かれる Q&A

Q33 遠隔診療はパーキンソン病治療の選択肢になりますか？

パーキンソン病は加齢が危険因子で，運動症状が前景に認められる病気ですので病院へ行くのも一苦労なことが問題となります．また専門医にかかるほうが，一般の医師に診てもらうよりも転倒リスクの低下や生存率にも関係するといわれています．しかしながらパーキンソン病の専門医の数はさほど多くはありません．最近の通信技術の発展からテレビ電話による通話が簡単に行えるようになっており，遠隔診療は専門医と患者さんをつなぐよい手段として注目されています．当然のことながら遠隔診療は iPad やスマートフォンを通して画面の向こうで話し合うため，触れ合うことができません．患者さんを触る，先生から痛みのあるところを実際に触れてもらうという身体診察は本来コミュニケーションとしても重要と思います．しかし，患者さんの満足度調査を行ってみると，「通院への時間が短縮されてよかった」，「先生との対話による安心感がよかった」など，ポジティブな意見で遠隔診療は受け入れられています．現在どの病院でも遠隔診療が受けられるわけではありませんが，「同じ医師が半年以上診察し，3ヵ月に1回は対面診療を組み合わせる」，「緊急時の対面診療ができる」などの条件付きで医療保険による診療が可能となり*，今後普及することが期待されます．

（波田野琢）

*令和2年5月現在，新型コロナウイルス感染拡大に伴い「電話診療なども可」が要件緩和として時限的に認められています．

付録 1 全国パーキンソン病友の会（JPDA）と日本パーキンソン病コングレス（JPC）

　全国パーキンソン病友の会（Japan Parkinson Disease Association：JPDA）は，「すべてのパーキンソン病患者は人間としての尊厳を侵されず，医学の進歩研究に寄与するとともに，療養生活の質の向上と社会啓発活動，相互の支援，親睦，および国内外の関係諸団体との交流を図り，パーキンソン病の根絶を目指す」を目標として，パーキンソン病患者さんとその家族によって 1976 年に結成されました．その後，各地域に活動の輪が拡がり，現在では全国 47 都道府県に支部が結成され，会員数は約 8,500 人となっています．

　会員間の交流を図るために機関紙が刊行され，年に 1 度全国大会が開かれています．その他にも各地方支部ごとに独自の活動が行われ，患者さんを集めた交流会の他，専門医による医療講演会や医療相談会も定期的に開催されている地域が多いようです．また患者さんの立場から療養に関するさまざまな問題についてアンケート調査を行い，成果を発表したり国会や行政機関へ働きかけを行ってきたりした実績があります．パーキンソン病が特定疾患に指定された際にも，JPDA の働きかけが大きな力となりました．

　このような患者・医療者双方の交流を目的とした会は海外にもあります．たとえば米国では 1957 年より National Parkinson Foundation〈http://www.parkinson.org/〉が結成され，機関紙などによる情報提供や定期的な大会の開催，さらにはパーキンソン病研究者への研究費助成なども行っています．

　また，国際的な交流を目指した集会（World Parkinson Congress：WPC）〈http://www.worldpdcongress.org/〉が 2006 年に開催され，以降数年に 1 度，定期的に行われています．毎回数千人規模の参加者があり，これまで日本からも多くの患者・医療者が参加してきました．そこで，日本でも患者と医療者が交流し勉強する学会として日本パーキンソン病コングレス；Japan Parkinson Congress（JPC）が発足し，第 1 回の学術集会が 2015 年 2015 年 6 月 24〜25 日に水戸で，第 2 回は 2017 年 4 月 15〜16 日に東京で開催されました．さらに，第 5 回 WPC が 2019 年 6 月 4 日から 7 日にかけて国立京都国際会館で行われました．世界中から患者さんが集まり，パーキンソン病の臨床と研究における世界のトップランナーの先生たちが集まり，非常に勉強になるプログラムでした．第 6 回の WPC は 2022 年 6 月 7 日から 10 日にスペインのバルセロナで開催予定です．

　パーキンソン病の新しい治療法の開発のためには医療側の研究の進展だけでは不十分であり，患者さん側もその成果を正しく理解したうえで研究に参加いただくことが必要です．そうした意味でも患者さん・医療者双方の情報交換の場は今後もさらに重要になると考えられます．また，こうした活動を通して，誤った医療情報や詐欺的な商品などを排除していく努力も常に継続していく必要があるでしょう．パーキンソン病に悩み，あるいは関心を持つさまざまな立場の人々を結集していくことで，大きな力が生まれることが期待されます．

連絡先

●全国パーキンソン病友の会（JPDA）●

住所　〒165-0025　東京都中野区沼袋 4-31-12 矢野エメラルドマンション 306 号

電話　03-6257-3994　　**Fax**　03-6257-3995

電子メール　jpda@jpda-net.org

ホームページ　https://www.jpda-net.org/　［2020 年 5 月閲覧］

連絡先

●日本パーキンソン病コングレス（JPC）●

ホームページ　http://www.juntendo-neurology.com/jpc/　［2020 年 5 月閲覧］

付録2 日本パーキンソン病・運動障害疾患学会（MDSJ）

日本パーキンソン病・運動障害疾患学会（Movement Disorder Society of Japan：MDSJ）は，パーキンソン病およびその他の運動障害疾患に関する臨床の向上と研究の進展を推進する目的で2001年に結成されました．会員は主に神経内科医師，および機能外科を専門とする脳外科医師，小児神経を専門とする小児科医師で構成され，2019年現在約1,000人に達しています．

2007年からは年に1回，学術集会が開催されていますが，参加者は年々増加しています．2012年からは医師・看護師・薬剤師などの医療従事者向けの研修会を開催し，パーキンソン病とその関連疾患に関する最新情報の教育活動も進めています．機関紙（MDSJ Letters）も年に数回発行されていますが，その内容は学会ホームページ上に無料で公開されています．学術集会では会員から最新の研究成果が報告される他，教育的なセミナーも充実しており，専門医の情報交換や最新知識の吸収に役立っています．

国際的なパーキンソン病・運動障害疾患関連の学会はいくつかありますが，代表的なものはMovement Disorder Society〈http://www.movementdisorders.org/〉です．その学会誌である"Movement Disorders"はこの分野でもっとも権威ある学術雑誌の1つとなっています．1年に1回，学術集会が開催されますが，最新の研究成果が発表されるだけでなく，各種の教育セミナーが充実しているのがこの学会の特徴です．2006年には順天堂大学脳神経内科教授（当時）の水野美邦先生を会長として日本で開催され，世界中から3,000人あまりの研究者・専門医が京都に集まりました．

このように専門の学会が結成されることにより，それまで神経内科，脳神経外科，小児科など別々の専門領域に分かれていた専門医が一堂に会してパーキンソン病・運動障害疾患について議論し，情報交換することが可能となったことの意義は大きいと思われます．こうした交流から，研究のより一層の進展が期待できます．また，診療の標準化・統一化がさらに進み，運動障害疾患を研究して治療していく際の重要点について共通認識が得られやすくなってきました．

連絡先

日本・パーキンソン病・運動障害疾患学会（MDSJ）

住所 〒102-0075 東京都千代田区三番町2 三番町KSビル （株）コンベンションリンケージ内

電話 03-3263-8697 **Fax** 03-3263-8693

電子メール mdsj@secretariat.ne.jp

ホームページ http://mdsj.umin.jp/ ［2020年4月閲覧］

「パーキンソン病診療ガイドライン 2018」について

パーキンソン病治療の標準化を目指して，2002 年に最初の「パーキンソン病治療ガイドライン」が作成・公表され，2011 年に改訂版が作成されました．2011 年以降にも新薬が開発されたこと，エビデンスが蓄積されたことで 2018 年 5 月に「パーキンソン病診療ガイドライン 2018」（医学書院）が書籍として刊行されました．また，日本神経学会のホームページ上にも無料で公開されており，誰でも参照することができるようになっています．

「パーキンソン病診療ガイドライン 2018」日本神経学会ホームページ
〈https://www.neurology-jp.org/guidelinem/parkinson_2018.html〉
[2020 年 5 月閲覧]

詳細については上記ホームページより参照いただくとして，主な内容について抜粋してここにご紹介します．なお，実際のガイドラインの利用にあたっては，記載内容どおりに治療すべきということではなく，個々の症例のさまざまな要素を総合して主治医が治療選択について最終判断すべきであることをあらかじめ申し添えておきます．

1）早期治療：ドパミン補充療法

現在のパーキンソン病治療の中心は中枢神経系で不足しているドパミンを補うドパミン補充療法（第Ⅲ章-2，p49 参照）となります．早期治療ではレボドパ，ドパミンアゴニスト，MAO-B 阻害薬を上手に組み合わせる必要があります．いつから，どの薬剤で始めるかについては悩ましいことが多いですが，日常生活に支障をきたす場合はなるべく早期から治療を開始したほうがよいと考えられます．薬の選択については，年齢，認知機能，副作用，医療にかかる値段などを考慮しますが標準的な治療方針としてガイドラインで治療アルゴリズムが作成されており，参考になります（図 1）．パーキンソン病の薬物治療で歴史的にもっとも古くから使用されてきた抗コリン薬については，認知機能低下への懸念，また最近コリン系の低下が注意力を障害し転倒のリスクを上昇させるのではないかとする議論も生じ，以前ほどには使用されなくなってきています．実際のところ，認知機能障害のない比較的若年例に対して，主に振戦の治療目的で使用されています．

ⓐレボドパ

中枢のドパミンを補充する薬物でもっとも効率的なのはレボドパです．レボドパは現在に至るまで，パーキンソン病の運動機能障害に対してもっとも有効な薬物ですが，潜在的に神経毒性を持つのではないかとの懸念から，その使用について慎重であるべきとする議論がありました．しかし，近年の臨床試験の結果から神経毒性は証明されず，むしろ早期からの十分なレボドパの投与により，運動機能障害の進行が遅延する傾向が示されたこと，剖検脳による検討からも生前のレボドパの投与量と黒質神経の障害の程度に関連がみられなかったことなどにより現在では，臨床的な使用量でのレボドパ神経毒性はほぼ否定的となっています．しかしながら，レボドパは高用量になるとウエアリングオフやジスキネジアなどの運動合併症のリスクがあり，初期の投与に

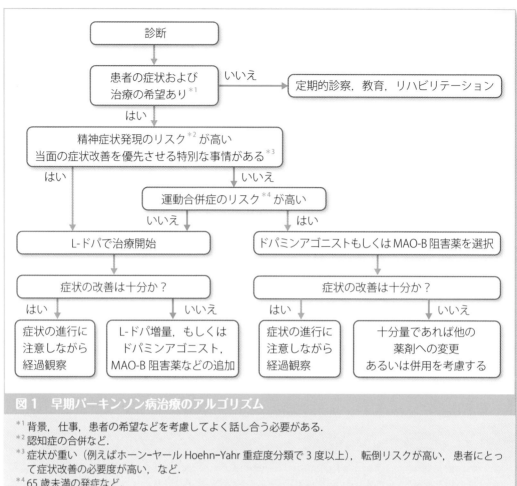

図1　早期パーキンソン病治療のアルゴリズム

*1 背景，仕事，患者の希望などを考慮してよく話し合う必要がある．
*2 認知症の合併など．
*3 症状が重い（例えばホーン–ヤール Hoehn–Yahr 重症度分類で 3 度以上），転倒リスクが高い，患者にとって症状改善の必要度が高い，など．
*4 65 歳未満の発症など．

（日本神経学会（監）：パーキンソン病診療ガイドライン 2018，医学書院，2018 より）

ついては考慮が必要です．パーキンソン病治療ガイドライン 2011 では日常生活に支障をきたす場合はレボドパで治療を開始し，そうでない場合はドパミンアゴニストを用いるとされていましたが，近年の研究からレボドパ治療の開始を遅らせても運動合併症の発症を遅らせることにはつながらないということが示唆されています．そのため，運動症状が目立ち生活に困る場合はレボドパで治療を開始し，ある程度増量（300 mg ぐらい）しても運動症状が目立つ場合はドパミンアゴニストや MAO-B 阻害薬を併用しながら，運動合併症の出現を抑制しながら治療をすることが重要です．

ⓑ ドパミンアゴニスト

　運動合併症はレボドパ投与の繰り返しによる中枢のドパミン濃度の急激な変動が引き金となることが解明され，これを予防する目的で「持続的ドパミン刺激」がよいという考え方が提唱されました．これは中枢のドパミン刺激をできるだけ一定にすることにより，運動合併症の予防をするというコンセプトです．その実現のためにもっとも実用的なのはドパミンアゴニストの使用です．実際，いくつかの大規模臨床試験の結果から，ドパミンアゴニストの早期使用により運動合

併症の発現率はレボドパと比較して低いことが示されています．その一方で，ドパミンアゴニストは日中過眠症，衝動制御障害，幻視幻覚などの副作用があり，さらに，単独での治療効果には限界があるため，現実的にはレボドパとの併用が必要となることが多いです．

● MAO-B 阻害薬

MAO-B 阻害薬は B 型モノアミン酸化酵素を阻害することで，ドパミンの分解を遅らせ，脳内のドパミン濃度を 40～50%上げると報告されています．また，ドパミンが代謝される際に活性酸素が上昇し細胞毒性を呈することが知られていますが，MAO-B 阻害薬はこの代謝を抑制することで活性酸素を低下させ神経保護作用があることが期待されました．この神経保護作用は臨床研究で証明はされていませんが，進行を抑制している可能性も期待され早期治療に用いられます．副作用は比較的少ないですが，レボドパやドパミンアゴニストほどの効果はないため，MAO-B 阻害薬のみで長期間治療を行うことは困難なことが多いです．

2）進行期治療

進行期治療においてはウエアリングオフやジスキネジアなどの運動合併症に対する対処法が問題となります．以前より運動合併症に対する対処法として，レボドパ製剤の少量・分割投与が経験的に行われ有効であることが知られています．またドパミンアゴニストについてもオフ時間（薬の効果が弱まり，症状が現れる時間帯）の短縮が得られることが報告されています．一方で2002 年のガイドライン公開後，いくつかの薬剤について臨床試験結果が報告されました．まずカテコール-O-メチル基転移酵素（COMT）阻害薬であるエンタカポン（コムタン®）について，1 日あたり平均 1.4 時間のオン時（薬が効いている時間帯）の延長が認められることが報告され，2007 年に承認されました．また，MAO-B 阻害薬であるセレギリン（エフピー®）とラサギリン（アジレクト®）はともにオフ時間の短縮効果が報告されています．セレギリンは海外からの報告ですが口腔内崩壊錠でオフ時間の短縮効果が 2004 年に報告されています．ラサギリンについては日本からも海外からもオフ時間の改善効果をきたしたとする研究結果が報告されています．ラサギリンはエンタカポンと異なり，オフ時の運動症状の改善も認めていることが示されています．また，サフィナミド（エクフィナ®）が新規 MAO-B 阻害薬として使えることができるようになりました．サフィナミドはレボドパと併用する必要がありますが，ジスキネジアの抑制作用や痛みに対する有効性があるとされています．抗てんかん薬として使用されていたゾニサミド（トレリーフ®）は国内臨床試験では，1 日用量 25～50 mg で運動症状を改善し，1 日用量 50～100 mg でオフ時間の短縮が認められました．アデノシン A2A 受容体拮抗薬であるイストラデフィリン（ノウリアスト®）も 20 mg および 40 mg でウエアリングオフに対する治療効果を認めており，進行期パーキンソン病のウエアリングオフに対する治療として用いられます．

以上から，「パーキンソン病診療ガイドライン 2018」での進行期におけるウエアリングオフの治療アルゴリズム（図 2）をご紹介します．

ⓐ 進行期におけるウエアリングオフの薬物療法

パーキンソン病の早期治療アルゴリズムでは，先に述べたとおりレボドパとドパミンアゴニストの組み合わせが主軸となっています（図 1）．そのため，ウエアリングオフが出現した時点で，すでに両剤が投与されていると考えられますが，不十分な用量だと適切な効果が期待できません．そこでまず，これらの薬剤が十分量投与されているかを確認することが第一ステップとなり

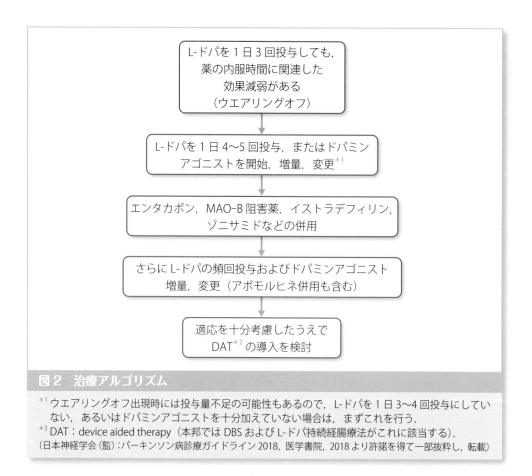

図2　治療アルゴリズム

*1 ウエアリングオフ出現時には投与量不足の可能性もあるので，L-ドパを1日3〜4回投与にしていない，あるいはドパミンアゴニストを十分加えていない場合は，まずこれを行う.
*2 DAT：device aided therapy（本邦ではDBSおよびL-ドパ持続経腸療法がこれに該当する）.
（日本神経学会（監）：パーキンソン病診療ガイドライン2018, 医学書院, 2018より許諾を得て一部抜粋し, 転載）

ます．すなわちレボドパであれば1回100 mg程度，1日3〜4回（1日量300〜400 mg以上）きちんと投与されているかをまず確認する必要があります．またドパミンアゴニストも臨床治験で有効性が示された平均投与量以上までは，少なくとも使用すべきであることを記載しています．それでもウエアリングオフで困る場合はエンタカポン，MAO-B阻害薬（セレギリン，ラサギリン，サフィナミド），ゾニサミド，イストラデフィリンを併用します．それでも効果不十分な場合は，さらにレボドパを1日4〜8回程度頻回に投与したり，ドパミンアゴニストのさらなる増量もしくは変更を行ったりすることで対処します．

ⓑ進行期におけるウエアリングオフの外科的治療

　それでも対処できない場合は，デバイス補助療法の導入を検討することになります（図2）．導入検討の指標として，1日5回以上レボドパを内服する必要があり，2時間以上のオフ症状，1時間以上の困るジスキネジアがあるといった症状が挙げられます．デバイス補助療法には胃瘻から小腸へチューブを入れてポンプから持続的にゲル状のレボドパ・カルビドパ水和物を注入するデュオドーパ®療法があります．レボドパは半減期が短く，吸収に食事の影響や胃の運動が影響されるため経口では血中濃度が安定しません．一方でデュオドーパ®治療では血中濃度が非常に安定するため，運動の日内変動が強い患者さんにはよい適応になります．しかし，胃瘻部の皮膚症状，カテーテルによる腸の損傷やイレウス，吸収不良によるビタミン欠乏，外観で胃瘻からチューブが見えてしまう，ポンプが重いなどの使いにくいところが多々あります．

　また，脳深部刺激療法も進行期パーキンソン病治療に有用です．外科的治療についても近年多くの知見が積み重ねられてきており，有効率の高さと有害事象の少なさから，凝固術よりも脳深部刺激療法が選択されることが圧倒的に多くなっています．DBS（脳深部刺激療法）については，STN（視床下核，第Ⅰ章－3の図1，p13参照）をターゲットとするSTN-DBS，GPi（淡蒼球内節，第Ⅰ章－3の図1，p13参照）をターゲットとするGpi-DBSが現在の主流となっています．この2つにはそれぞれ特徴があり優劣はつけがたく，症例に応じてどちらかが選択されます．重要な点は，手術療法はオフの症状を改善することはできますが，レボドパの効果がもっとも出ているオンの状態からさらに改善することはできません．また，ウエアリングオフが出現し始めた状態，つまり比較的早い段階で脳深部刺激療法を行っても，経口薬物治療よりもよい状態を保つことができると報告されました．そのため，希望と適応があれば比較的早い時期から手術を行う場合もあります．一般に運動機能を改善させて薬剤量を減らす目的でSTN-DBSが，ジスキネジアなどの不随意運動を減らす目的でGpi-DBSが選択されます．ただし，術後の精神症状，脳出血，感染症のリスクがあるため，認知機能が低下している患者さんや，うつ病や幻視幻覚などの精神症状が強い患者さんは適応にはなりません．また，しゃべりにくい症状が出現し問題になることがあります．いずれも10年以上にわたって安全に有効性を維持できることがいくつかの長期臨床試験の結果から明らかとなり，適応基準もこれまでよりも明確になってきています．

3）非運動症状の治療

　パーキンソン病の非運動症状として主なものは，便秘や起立性低血圧，頻尿など自律神経症状，抑うつ，認知機能障害などです．その中でも特にしばしば対処が必要になる抑うつと認知機能障害についてご紹介したいと思います．

ⓐ 抑うつの治療

　パーキンソン病には高頻度に抑うつが合併することが知られています．評価スケールにもよりますが，一般的に40〜80％以上の症例で抑うつが合併するとされています．一般的な大うつ病とは異なり自責念慮を伴わないのが特徴で，主に中枢神経系におけるドパミンを含むカテコラミン系の不足を基盤として生じると考えられています．これまで重度の抑うつについては，三環系抗うつ薬や選択的セロトニン再取込み阻害薬（SSRI）が経験的に用いられてきましたが，これらの薬剤は潜在的にはドパミン系を遮断する可能性もあり，その使用には慎重にならざるを得ませんでした．しかし，パーキンソン病の抑うつに対する薬剤の効果を検証する臨床試験がいくつか行われ，少なくとも三環系抗うつ薬であるノルトリプチリン（ノリトレン®）については有効性が確認され，懸念された運動症状の増悪もそれほど大きくはないことが報告されました．またドパミンアゴニストであるプラミペキソールは運動機能の改善とともに抑うつも改善することが示されました．さらに広く用いられているSSRIやセロトニン・ノルアドレナリン再取込み阻害薬（SNRI）についても有効性を示唆する報告がされてきています．抑うつは放置するとリハビリテーションなどへの意欲を減弱させ，結果として運動機能の二次的な低下につながりかねません．いくつかの薬剤の有効性が示されてきている以上，パーキンソン病の抑うつを放置することなく，治療介入すべきであることをガイドラインでは明記しています．

ⓑ 認知機能障害の治療

　最後にパーキンソン病の認知機能障害について述べます．「パーキンソン病診療ガイドライン

2018」で，パーキンソン病の予後に影響を与える因子について述べられていますが，無動・固縮型の臨床像や高齢発症などいくつかの予後不良因子として挙げられているものは，いずれも認知症合併のリスク因子と一致しています．つまり，高齢発症の症例が増えつつあり，ドパミン補充療法の充実により運動機能の予後が改善されつつある現在，パーキンソン病の予後をもっとも悪くするものは認知機能障害の進行であり，認知症の合併であることがわかります．レビー小体型認知症と並んでパーキンソン病に随伴する認知症においても中枢のアセチルコリンが低下しており，その程度はむしろアルツハイマー病よりも著しいことが知られています．すなわち，コリンエステラーゼ阻害薬が有効であると期待され，実際に有効性を示すいくつかの臨床試験結果が報告されています．当初，アセチルコリン系を刺激することによる運動症状の悪化が懸念されましたが，通常の用量ではほとんど増悪がみられないことが確認されてきています．

　認知症に対してはコリンエステラーゼ阻害薬（ドネペジル［アリセプト®］，ガランタミン［レミニール®］，リバスチグミン［リバスタッチ®パッチ/イクセロン®パッチ］が有効です．さらに幻視を中心とする幻覚，あるいは妄想といった精神症状についても，その基盤として認知機能障害があると考えられることから，パーキンソン病治療薬の調整や向精神薬の追加とともに，コリンエステラーゼ阻害薬の併用が推奨されています．

患者・家族の声からわかる "困る" 症状：アンケート結果より

1）どんな症状に困るのか：運動症状

　自覚している症状，日常で不便があり "困る" 症状を 225 人の患者さんにアンケートで答えてもらいました．治療中ではありますが，40％以上の患者さんが振戦，運動緩慢，筋強剛，転倒，バランスの障害，すくみなどの異常を自覚しており，特にすくみ，運動緩慢を強く自覚していました．動けないのが困るからですね．ジスキネジアやウエアリングオフの自覚は 20％程度でした（図 1）．

2）どんな症状に困るのか：非運動症状

　非運動症状としては疲労がもっとも多く，便秘，頻尿，うつ，物忘れ，日中の眠気，腰痛，腰曲がりなどが 40％前後かそれ以上の患者さんにみられました．これらのうち，患者さん本人が困っている症状には便秘，頻尿，腰痛，その他の痛みが多く挙げられました（図 2）．ジスキネジアやウエアリングオフを困ると訴えた人は少数でした．

3）"困る症状" は患者と家族でちょっと違う

　前述の 225 人の患者さんと，その家族それぞれに "困る" 症状について尋ねたアンケート結果からは，家族からみた問題症状のうち，転倒は患者さん本人以上に家族が心配していることがわかりました．うつ，物忘れ，幻覚・妄想，易怒，易興奮も患者さん本人以上に家族が気になっている症状です．特に易怒，易興奮は本人は気になりませんが，家族にとっては問題が大きく，立場の違いによる感じ方の差異が大きいようです．逆に，腰痛などの痛みや不眠は家族の問題意識が乏しく，患者が「わかってもらえない」と感じる症状といえるかもしれません（表 1）．

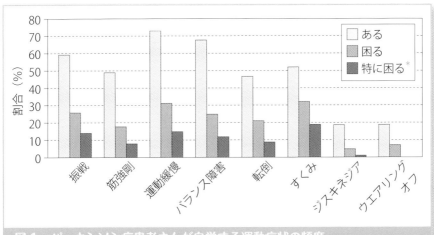

図 1　パーキンソン病患者さんが自覚する運動症状の頻度

225 人のパーキンソン病患者によるアンケート結果．
＊："特に困る" 症状は非運動症状も含めて困る順に上位 3 つを選んだもの．

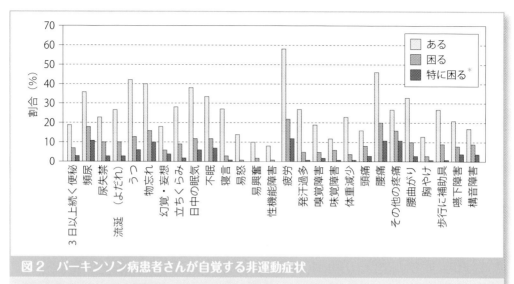

図2　パーキンソン病患者さんが自覚する非運動症状

225人のパーキンソン病患者によるアンケート結果．

＊："特に困る"症状は運動症状も含めて困る順に上位3つを選んだもの．

表1　患者さん，家族間で異なる"困る症状"

患者さんが困る症状
- すくみ，運動緩慢
- 腰痛，その他の疼痛，便秘，夜間頻尿，不眠

家族が困る症状
- 転倒，運動緩慢
- うつ，物忘れ，幻覚・妄想，易怒，易興奮

患者，家族から同時に情報が得られた184組のアンケート結果

索引

「🎤さらに詳しく」の頁は色文字で表記した.

みんなで学ぶパーキンソン病（改訂第2版） 患者さんとともに歩む診療をめざして

2013 年 6 月 5 日	第 1 版第 1 刷発行	著　者　柏原健一，武田　篤，
2014 年 9 月 10 日	第 1 版第 2 刷発行	前田哲也，波田野琢
2020 年 7 月 10 日	第 2 版第 1 刷発行	発行者　小立健太
2024 年 5 月 30 日	第 2 版第 2 刷発行	発行所　株式会社 南江堂

〒113-8410 東京都文京区本郷三丁目 42 番 6 号
☎(出版)03-3811-7236　(営業)03-3811-7239
ホームページ https://www.nankodo.co.jp/

印刷・製本　永和印刷
装丁　渡邊真介

Understanding Parkinson's Disease：a guide to living well with Parkinson's, 2nd Edition
© Nankodo Co., Ltd., 2020

著 武田　篤・柏原健一・織茂智之

実践!
パーキンソン病治療薬を
どう使いこなすか?

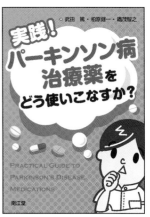

■A5 判・168 頁　2018.12.
ISBN978-4-524-25871-0
定価 3,520 円（本体 3,200 円＋税）

パーキンソン病領域の第一人者である著者らが，非専門医を対象に，パーキンソン病薬物治療の How to を伝える．治療薬の基本事項から，治療の実際（運動症状，非運動症状への対応），さらに問題症例の解説を加えた構成．『パーキンソン病診療ガイドライン 2018』の内容を反映した上でガイドラインでは触れられない実践的な部分まで，具体的な処方例を交え解説．薬剤の選択，複数薬の併用方法，減薬方法，副作用への対応など，患者一人ひとりの症状・状況に応じたきめ細やかな薬物治療について学べる一冊．

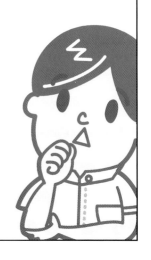